日本消化器病学会

機能性消化管疾患診療ガイドライン 2020—過敏性腸症候群（IBS）（改訂第 2 版）

Evidence-based Clinical Practice Guidelines for Irritable Bowel Syndrome 2020（2nd Edition）

日本消化器病学会機能性消化管疾患診療ガイドライン—過敏性腸症候群（IBS）作成・評価委員会は，機能性消化管疾患診療ガイドライン—過敏性腸症候群（IBS）の内容については責任を負うが，実際の臨床行為の結果については各担当医が負うべきである．

機能性消化管疾患診療ガイドライン—過敏性腸症候群（IBS）の内容は，一般論として臨床現場の意思決定を支援するものであり，医療訴訟等の資料となるものではない．

日本消化器病学会 2020 年 4 月 1 日

機能性消化管疾患診療ガイドライン 2020

過敏性腸症候群（IBS）

改訂第2版

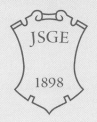

JSGE

1898

編集

日本消化器病学会

協力学会

日本消化管学会
日本神経消化器病学会
日本心身医学会

刊行にあたって

　日本消化器病学会は，2005 年に跡見裕理事長（当時）の発議によって，Evidence-Based Medicine（EBM）の手法にそったガイドラインの作成を行うことを決定し，3 年余をかけて消化器 6 疾患（胃食道逆流症（GERD），消化性潰瘍，肝硬変，クローン病，胆石症，慢性膵炎）のガイドライン（第一次ガイドライン）を上梓した．ガイドライン委員会を積み重ね，文献検索範囲，文献採用基準，エビデンスレベル，推奨グレードなど EBM 手法の統一性についての合意と，クリニカルクエスチョン（CQ）の設定など，基本的な枠組み設定のもと作成が行われた．ガイドライン作成における利益相反（Conflict of Interest：COI）を重要視し，EBM 専門家から提案された基準に基づいてガイドライン委員の COI を公開している．菅野健太郎理事長（当時）のリーダーシップのもとに学会をあげての事業として継続されたガイドライン作成は，先進的な取り組みであり，わが国の消化器診療の方向性を学会主導で示したものとして大きな価値があったと評価される．

　第一次ガイドラインに次いで，2014 年に機能性ディスペプシア（FD），過敏性腸症候群（IBS），大腸ポリープ，NAFLD/NASH の 4 疾患についても，診療ガイドライン（第二次ガイドライン）を刊行した．この 2014 年には，第一次ガイドラインも作成後 5 年が経過するため，先行 6 疾患のガイドラインの改訂作業も併せて行われた．改訂版では第二次ガイドライン作成と同様，国際的主流となっている GRADE（The Grading of Recommendations Assessment, Development and Evaluation）システムを取り入れている．

　そして，2019〜2021 年には本学会の 10 ガイドラインが刊行後 5 年を超えることになるため，下瀬川徹理事長（当時）のもと，医学・医療の進歩を取り入れてこれら全てを改訂することとした．2017 年 8 月の第 1 回ガイドライン委員会においては，10 ガイドラインの改訂を決定するとともに，近年，治療法に進歩の認められる「慢性便秘症」も加え，合計 11 のガイドラインを本学会として発刊することとした．また，各ガイドラインの CQ の数は 20〜30 程度とすること，CQ のうち「すでに結論が明らかなもの」は background knowledge とすること，「エビデンスが存在せず，今後の研究課題であるもの」は future research question（FRQ）とすることも確認された．

　2018 年 7 月の同年第 1 回ガイドライン委員会において，11 のガイドラインのうち，肝疾患を扱う肝硬変，NAFLD/NASH の 2 つについては日本肝臓学会との合同ガイドラインとして改訂することが承認された．前版ではいずれも日本肝臓学会は協力学会として発刊されたが，両学会合同であることが，よりエビデンスと信頼を強めるということで両学会にて合意されたものである．また，COI 開示については，利益相反委員会が定める方針に基づき厳密に行うことも確認された．同年 10 月の委員会追補では background knowledge は background question（BQ）に名称変更し，BQ・CQ・FRQ と 3 つの Question 形式にすることが決められた．

　刊行間近の 2019〜2020 年には，日本医学会のガイドライン委員会 COI に関する規定が改定されたのに伴い，本学会においても規定改定を行い，さらに厳密な COI 管理を行うこととした．また，これまでのガイドライン委員会が各ガイドライン作成委員長の集まりであったことを改め，ガイドライン統括委員会も組織された．これも，社会から信頼されるガイドラインを公表するために必須の変革であったと考える．

　最新のエビデンスを網羅した今回の改訂版は，前版に比べて内容的により充実し，記載の精度も高まっている．必ずや，わが国，そして世界の消化器病の臨床において大きな役割を果たすものと考えている．

　最後に，ガイドライン委員会担当理事として多大なご尽力をいただいた榎本信幸理事，佐々木裕利益相反担当理事，研究推進室長である三輪洋人副理事長，ならびに多くの時間と労力を惜しまず改訂作業を遂行された作成委員会ならびに評価委員会の諸先生，刊行にあたり丁寧なご支援をいただいた南江堂出版部の皆様に心より御礼を申し上げたい．

2020 年 4 月

日本消化器病学会理事長

小池　和彦

統括委員会一覧

委員長　　渡辺　純夫　　順天堂大学消化器内科
委員　　　島田　光生　　徳島大学消化器・移植外科
　　　　　福田　眞作　　弘前大学消化器血液内科学
　　　　　田妻　進　　　JA 尾道総合病院
　　　　　宮島　哲也　　梶谷綜合法律事務所

機能性消化管疾患診療ガイドライン—過敏性腸症候群(IBS)委員会一覧

協力学会：日本消化管学会，日本神経消化器病学会，日本心身医学会

作成委員会

委員長	福土　審	東北大学心療内科学
副委員長	奥村　利勝	旭川医科大学内科学講座病態代謝・消化器・血液腫瘍制御内科学
委員	稲森　正彦	横浜市立大学医学教育学
	奥山　祐右	京都第一赤十字病院消化器内科
	金澤　素	東北大学心療内科学
	神谷　武	名古屋市立大学大学院次世代医療開発学
	佐藤　研	弘前大学消化器血液内科/弘前大学保健管理センター
	塩谷　昭子	川崎医科大学消化器内科学
	内藤　裕二	京都府立医科大学生体免疫栄養学
	藤川　佳子	東住吉森本病院消化器内科
	穂苅　量太	防衛医科大学校内科学
	正岡　建洋	国際医療福祉大学三田病院消化器内科

評価委員会

委員長	藤本　一眞	国際医療福祉大学医学部消化器内科
副委員長	金子　宏	星ヶ丘マタニティ病院
委員	鳥居　明	鳥居内科クリニック
	松枝　啓	さくらライフ錦糸クリニック

作成協力者

	富永　和作	星ヶ丘医療センター消化器内科
	杉原　奈央	防衛医科大学校内科学
	山根　剛	慶應義塾大学内科学(消化器)

機能性消化管疾患診療ガイドライン―過敏性腸症候群(IBS)作成の手順

　過敏性腸症候群（irritable bowel syndrome：IBS）の研究は国際的に長足の進歩を遂げ，新薬も次々々に登場している．IBS ならびに機能性ディスペプシア（functional dyspepsia：FD）を代表疾患とする機能性消化管疾患は，国際委員会が定義した Rome Ⅳ 基準で診断するのが標準化されている．この序文を書いている間に，最新の論文受理の朗報が飛び込んできた．Rome Ⅳ 基準による全世界同時疫学調査が実施され，機能性消化管疾患の症状を持つ者は全人口の 40.7％ にも及び，IBS は 4.1％ を占めることが明らかになった（Sperber A, et al. Gastroenterology, in press）．この調査には日本からも本ガイドライン作成委員長と方法論委員が参加し，その有病率は機能性消化管疾患 40.3％，IBS 2.2％ である．日本の IBS 関連疾患群は機能性便秘 16.6％，機能性下痢 5.2％，機能性腹部膨満 1.2％ であったので，IBS 本体と合わせると合計で 25.2％ もの有病率となる．わが国では IBS が消化器内科受診患者のおよそ 30％ を占める結果もあり，社会的な関心も高まってきている．IBS はこれら機能性消化管疾患の代表疾患であって，最も研究が進んでいるため，IBS に対する診療の進歩がその全体に影響を及ぼす．その病態にはゲノム，脳腸ペプチド，消化管運動異常，内臓知覚過敏，消化管免疫，粘膜透過性，腸内細菌，心理社会的因子などが関与し，これらを総合的に捉える概念としての脳腸相関の重要性がさらに明確になっている．

　日本消化器病学会では，下瀬川 徹 前理事長，小池和彦 理事長，三輪洋人 副理事長・研究推進室長，榎本信幸 担当理事の提唱により，2014 年に公刊した IBS の診療ガイドラインを改訂することになり，以下の委員構成で作成作業，評価を行った．すなわち，作成委員会が委員長・福土 審，副委員長・奥村利勝，委員として稲森正彦，奥山祐右，金澤 素（方法論委員），神谷 武，佐藤 研，塩谷昭子，内藤裕二，藤川佳子，穂苅量太，正岡建洋，評価委員会が委員長・藤本一眞，副委員長・金子 宏，委員として鳥居 明，松枝 啓である．文献検索は山口直比古（日本医学図書館協会）が担当した．

　まず，診療を左右する重要な疑問を疫学・病態，診断，治療，予後・合併症について，初版では 62 個設定したが，実地臨床に即して 41 個にこれをまとめた．これを臨床疑問（clinical question：CQ），背景疑問（background question：BQ），未来研究疑問（future research question：FRQ）に分類した．CQ は診療の方向を左右する疑問かつ網羅的文献検索によって推奨と根拠水準を決定できるものとした．FRQ は現在の網羅的文献検索によってもなお，推奨と根拠水準を決定できないものとした．BQ は初版で回答が既に出ている疫学・病態，診断，予後・合併症に対し，それを強化する知見を加えた．CQ と FRQ については，キーワードを選定して文献を検索し，英文は 1983 年から 2019 年 2 月までの 1,918 文献，和文は 1983 年から 2019 年 3 月までの 2,220 文献を抽出した．BQ は 3031 文献以上をまとめた．以上により，推奨，根拠水準，回答の決定に関与する 434 文献のエビデンスレベルを判定した．その過程で漏れた重要な 16 文献はハンドサーチで追加した．また，ガイドライン刊行が 2020 年になることが明らかであったため，2019 年以降の文献で CQ に重大な影響を及ぼすものも検索期間外文献として追加した．エビデンスレベルは A：システマティックレビュー，メタアナリシス，無作為比較対照試験（RCT），C：コホート試験，症例対照研究，D：連続症例，症例報告，専門家の意見として当初判定し，エビデンスレベルを上げる要因あるいは下げる要因を点数化し，最終的に A，B，C，

Dの4水準に分類した．このなかの最も水準が高い根拠をもとにステートメントを提案し，診断と治療については，GRADE 1：行うよう推奨する，GRADE 2：行うよう提案する，GRADE 2：行わないよう提案する，GRADE 1：行わないよう推奨する，のいずれかを付言した．また，これらに伴う解説文と文献を充実させた．

　IBSの診断は国際的に共通性・汎用性があるRome IV基準に沿うものとした．治療については，薬物療法と非薬物療法を網羅した．薬物療法については，国内で使用される標準的なものを網羅し，保険適用外でも根拠のあるものについて言及した．さらに，国際的にはIBSの新たな治療薬が着実に登場しつつある．ガイドラインが国内の医療向けであることはもちろんであるが，医療が国境を越えて急激に進歩しているのも事実であり，医療の普遍性を考慮することが必要である．このため，国際的な動向を含めた記述とした．非薬物療法については，食事療法の新潮流が注目され，脳腸相関の変容を軸に治療法が開発され，根拠水準が上昇している．根拠に乏しいCQについては，CQそのものを削除することは簡単であるが，むしろ，FRQとして今回のガイドライン作成過程を文章化して残し，臨床的な意味が大きい疑問に対するエビデンスを日本消化器病学会から世界に先駆けて発信するべきテーマを公知にした意義があると考える．

　わが国に適合したIBSの診療ガイドラインの必要度は高い．初版に続いて本第2版IBS診療ガイドラインが実臨床の場面で駆使され，患者の苦痛軽減の確率を確実に上げることを期待する．関係各位の多大な努力に深く感謝する．また，ガイドライン発刊に際し，日本消化管学会，日本神経消化器病学会ならびに日本心身医学会の御協力を得た．合わせて厚く御礼申し上げたい．今後，IBSの基礎および臨床の新たな局面を切り開く更なる研究が必要である．特に，IBSの発症機序・病態生理，既存治療の科学的分析，ならびに，新規治療の開発がわが国を中心に活性化し，患者に治癒をもたらすことを待望したい．

2020年4月

日本消化器病学会機能性消化管疾患診療ガイドライン―過敏性腸症候群(IBS)作成委員長

福土　審

本ガイドライン作成方法

1. エビデンス収集

　前版（機能性消化管疾患診療ガイドライン 2014—過敏性腸症候群（IBS））で行われた系統的検索によって得られた論文に加え，今回新たに以下の作業を行ってエビデンスを収集した．

　ガイドラインの構成を臨床疑問（clinical question：CQ），および背景疑問（background question：BQ），CQ として取り上げるにはデータが不足しているものの今後の重要課題と考えられる future research question（FRQ）ついてはキーワードを抽出して学術論文を収集した．データベースは，英文論文は MEDLINE，Cochrane Library を用いて，日本語論文は医学中央雑誌を用いた．CQ および FRQ については，英文は 1983 年～2019 年 2 月末，和文は 1983 年～2019 年 3 月末を文献検索の対象期間とした．また，検索期間以降 2020 年 2 月までの重要かつ新しいエビデンスについてはハンドサーチにより適宜追加し，検索期間外論文として掲載した．各キーワードおよび検索式は日本消化器病学会ホームページに掲載する予定である．なお，BQ についてはすべてハンドサーチにより文献検索を行った．

　収集した論文のうち，ヒトに対して行われた臨床研究を採用し，動物実験に関する論文は原則として除外した．患者データに基づかない専門家個人の意見は参考にしたが，エビデンスとしては用いなかった．

2. エビデンス総体の評価方法

1）各論文の評価：構造化抄録の作成

　各論文に対して，研究デザイン[1]（表1）を含め，論文情報を要約した構造化抄録を作成した．さらに RCT や観察研究に対して，Cochrane Handbook[2] や Minds 診療ガイドライン作成の手引き[1] のチェックリストを参考にしてバイアスのリスクを判定した（表2）．総体としてのエビデンス評価は，GRADE（The Grading of Recommendations Assessment, Development and Evaluation）アプローチ[3-22] の考え方を参考にして評価し，CQ 各項目に対する総体としてのエビデンスの質を決定し表記した（表3）．

表1　研究デザイン

各文献へは下記 9 種類の「研究デザイン」を付記した．
(1) メタ（システマティックレビュー /RCT のメタアナリシス）
(2) ランダム（ランダム化比較試験）
(3) 非ランダム（非ランダム化比較試験）
(4) コホート（分析疫学的研究（コホート研究））
(5) ケースコントロール（分析疫学的研究（症例対照研究））
(6) 横断（分析疫学的研究（横断研究））
(7) ケースシリーズ（記述研究（症例報告やケース・シリーズ））
(8) ガイドライン（診療ガイドライン）
(9) （記載なし）（患者データに基づかない，専門委員会や専門家個人の意見は，参考にしたが，エビデンスとしては用いないこととした）

表2　バイアスリスク評価項目

選択バイアス	（1）ランダム系列生成 ・患者の割付がランダム化されているかについて，詳細に記載されているか
	（2）コンシールメント ・患者を組み入れる担当者に，組み入れる患者の隠蔽化がなされているか
実行バイアス	（3）盲検化 ・被験者は盲検化されているか，ケア供給者は盲検化されているか
検出バイアス	（4）盲検化 ・アウトカム評価者は盲検化されているか
症例減少バイアス	（5）ITT 解析 ・ITT 解析の原則を掲げて，追跡からの脱落者に対してその原則を遵守しているか
	（6）アウトカム報告バイアス ・それぞれの主アウトカムに対するデータが完全に報告されているか（解析における採用および除外データを含めて）
	（7）その他のバイアス ・選択アウトカム報告・研究計画書に記載されているにもかかわらず，報告されていないアウトカムがないか ・早期試験中止・利益があったとして，試験を早期中止していないか ・その他のバイアス

表3　エビデンスの質

A：質の高いエビデンス（High）
真の効果がその効果推定値に近似していると確信できる．

B：中程度の質のエビデンス（Moderate）
効果の推定値が中程度信頼できる．
真の効果は，効果の効果推定値におおよそ近いが，それが実質的に異なる可能性もある．

C：質の低いエビデンス（Low）
効果推定値に対する信頼は限定的である．
真の効果は，効果の推定値と，実質的に異なるかもしれない．

D：非常に質の低いエビデンス（Very Low）
効果推定値がほとんど信頼できない．
真の効果は，効果の推定値と実質的におおよそ異なりそうである．

2）アウトカムごと，研究デザインごとの蓄積された複数論文の総合評価
（1）初期評価：各研究デザイン群の評価
　　・メタ群，ランダム群＝「初期評価 A」
　　・非ランダム群，コホート群，ケースコントロール群，横断群＝「初期評価 C」
　　・ケースシリーズ群＝「初期評価 D」
（2）エビデンスの確実性（強さ）を下げる要因の有無の評価
　　・研究の質にバイアスリスクがある
　　・結果に非一貫性がある
　　・エビデンスの非直接性がある
　　・データが不精確である
　　・出版バイアスの可能性が高い
（3）エビデンスの確実性（強さ）を上げる要因の有無の評価
　　・大きな効果があり，交絡因子がない

・用量–反応勾配がある

・可能性のある交絡因子が，真の効果をより弱めている

（4）総合評価：最終的なエビデンスの質「A，B，C，D」を評価判定した．

3）エビデンスの質の定義方法

エビデンスの確実性（強さ）は海外と日本で別の記載とせずに1つとした．またエビデンスは複数文献を統合・作成したエビデンス総体（body of evidence）とし，**表3**のA〜Dで表記した．

4）メタアナリシス

システマティックレビューを行い，必要に応じてメタアナリシスを引用し，本文中に記載した．

3. 推奨の強さの決定

以上の作業によって得られた結果をもとに，治療の推奨文章の案を作成提示した．次に推奨の強さを決めるために作成委員によるコンセンサス形成を図った．

推奨の強さは，①エビデンスの確実性（強さ），②患者の希望，③益と害，④コスト評価，の4項目を評価項目とした．コンセンサス形成方法はDelphi変法，nominal group technique（NGT）法に準じて投票を用い，70％以上の賛成をもって決定とした．1回目で結論が集約できないときは，各結果を公表し，日本の医療状況を加味して協議のうえ，投票を繰り返した．作成委員会はこの集計結果を総合して評価し，**表4**に示す推奨の強さを決定し，本文中の囲み内に明瞭に表記した．

推奨の強さは「強：強い推奨」，「弱：弱い推奨」の2通りであるが，「強く推奨する」や「弱く推奨する」という文言は馴染まないため，下記のとおり表記した．投票結果を「合意率」として推奨の強さの次に括弧書きで記載した．

表4　推奨の強さ

推奨度	
強（強い推奨）	"実施する"ことを推奨する "実施しない"ことを推奨する
弱（弱い推奨）	"実施する"ことを提案する "実施しない"ことを提案する

4. 本ガイドラインの対象

1）利用対象：一般臨床医

2）診療対象：成人の患者を対象とした．小児は対象外とした．

5. 改訂について

本ガイドラインは改訂第2版であり，今後も日本消化器病学会ガイドライン委員会を中心として継続的な改訂を予定している．

6. 作成費用について

本ガイドラインの作成はすべて日本消化器病学会が費用を負担しており，他企業からの資金

提供はない.

7. 利益相反について

1）日本消化器病学会ガイドライン委員会では，統括委員・各ガイドライン作成・評価委員と企業との経済的な関係につき，各委員から利益相反状況の申告を得た（詳細は「利益相反に関して」に記す）.

2）本ガイドラインでは，利益相反への対応として，関連する協力学会の参加によって意見の偏りを防ぎ，さらに委員による投票によって公平性を担保するように努めた．また，出版前のパブリックコメントを学会員から受け付けることで幅広い意見を収集した.

8. ガイドライン普及と活用促進のための工夫

1）フローチャートを提示して，利用者の利便性を高めた.

2）書籍として出版するとともに，インターネット掲載を行う予定である.
　　・日本消化器病学会ホームページ
　　・日本医療機能評価機構 EBM 医療情報事業（Minds）ホームページ

3）市民向けガイドライン情報提供として，わかりやすい解説を作成し，日本消化器病学会ホームページにて公開予定である.

■引用文献

1) 福井次矢，山口直人（監修）. Minds 診療ガイドライン作成の手引き 2014，医学書院，東京，2014
2) Higgins JPT, Thomas J, Chandler J, et al (eds). Cochrane Handbook for Systematic Reviews of Interventions version 6.0 (updated July 2019). <https://training.cochrane.org/handbook/current>［最終アクセス 2020 年 3 月 30 日］
3) 相原守夫. 診療ガイドラインのための GRADE システム，第 3 版，中外医学社，東京，2018
4) The GRADE working group. Grading quality of evidence and strength of recommendations. BMJ 2004; **328**: 1490-1494 (printed, abridged version)
5) Guyatt GH, Oxman AD, Vist G, et al; GRADE Working Group. Rating quality of evidence and strength of recommendations GRADE: an emerging consensus on rating quality of evidence and strength of recommendations. BMJ 2008; **336**: 924-926
6) Guyatt GH, Oxman AD, Kunz R, et al; GRADE Working Group. Rating quality of evidence and strength of recommendations: What is "quality of evidence" and why is it important to clinicians? BMJ 2008; **336**: 995-998
7) Schünemann HJ, Oxman AD, Brozek J, et al; GRADE Working Group. Grading quality of evidence and strength of recommendations for diagnostic tests and strategies. BMJ 2008; **336**: 1106-1110
8) Guyatt GH, Oxman AD, Kunz R, et al; GRADE working group. Rating quality of evidence and strength of recommendations: incorporating considerations of resources use into grading recommendations. BMJ 2008; **336**: 1170-1173
9) Guyatt GH, Oxman AD, Kunz R, et al; GRADE Working Group. Rating quality of evidence and strength of recommendations: going from evidence to recommendations. BMJ 2008; **336**: 1049-1051
10) Jaeschke R, Guyatt GH, Dellinger P, et al; GRADE working group. Use of GRADE grid to reach decisions on clinical practice guidelines when consensus is elusive. BMJ 2008; **337**: a744
11) Guyatt G, Oxman AD, Akl E, et al. GRADE guidelines 1. Introduction-GRADE evidence profiles and summary of findings tables. J Clin Epidemiol 2011; **64**: 383-394
12) Guyatt GH, Oxman AD, Kunz R, et al. GRADE guidelines 2. Framing the question and deciding on important outcomes.J Clin Epidemiol 2011; **64**: 295-400
13) Balshem H, Helfand M, Schunemann HJ, et al. GRADE guidelines 3: rating the quality of evidence. J Clin Epidemiol 2011; **64**: 401-406
14) Guyatt GH, Oxman AD, Vist G, et al. GRADE guidelines 4: rating the quality of evidence - study limitation (risk of bias). J Clin Epidemiol 2011; **64**: 407-415
15) Guyatt GH, Oxman AD, Montori V, et al. GRADE guidelines 5: rating the quality of evidence - publication

bias. J Clin Epidemiol 2011; **64**: 1277-1282

16) Guyatt G, Oxman AD, Kunz R, et al. GRADE guidelines 6. Rating the quality of evidence - imprecision. J Clin Epidemiol 2011; **64**: 1283-1293

17) Guyatt GH, Oxman AD, Kunz R, et al; The GRADE Working Group. GRADE guidelines: 7. Rating the quality of evidence - inconsistency. J Clin Epidemiol 2011; **64**: 1294-1302

18) Guyatt GH, Oxman AD, Kunz R, et al; The GRADE Working Group. GRADE guidelines: 8. Rating the quality of evidence - indirectness. J Clin Epidemiol 2011; **64**: 1303-1310

19) Guyatt GH, Oxman AD, Sultan S, et al; The GRADE Working Group. GRADE guidelines: 9. Rating up the quality of evidence. J Clin Epidemiol 2011; **64**: 1311-1316

20) Brunetti M, Shemilt I, et al; The GRADE Working. GRADE guidelines: 10. Considering resource use and rating the quality of economic evidence. J Clin Epidemiol 2013; **66**: 140-150

21) Guyatt G, Oxman AD, Sultan S, et al. GRADE guidelines: 11. Making an overall rating of confidence in effect estimates for a single outcome and for all outcomes. J Clin Epidemiol 2013; **66**: 151-157

22) Guyatt GH, Oxman AD, Santesso N, et al. GRADE guidelines 12. Preparing Summary of Findings tables-binary outcomes. J Clin Epidemiol 2013; **66**: 158-172

本ガイドラインの構成

第1章　疫学・病態

第2章　診断

第3章　治療

第4章　予後・合併症

フローチャート

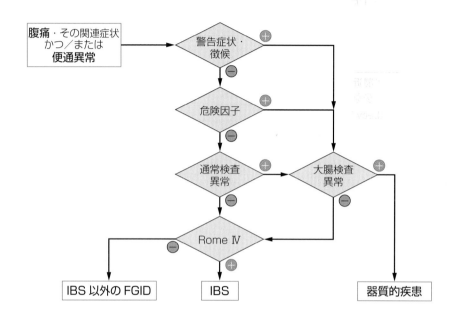

過敏性腸症候群(IBS)診断アルゴリズム

腹痛・その関連症状かつ／または**便通異常**
→ 警告症状・徴候 ⊕ → 器質的疾患
⊖
危険因子 ⊕
⊖
通常検査異常 ⊕ → 大腸検査異常 ⊕
⊖ ⊖
Rome Ⅳ ⊖ → IBS以外のFGID
⊕ → IBS

　腹痛と便通異常，あるいはそのいずれかが，3ヵ月の間に間欠的に生じるかもしくは持続する患者がアルゴリズム適用の目安となる．患者が身体感覚の表現を不得手とする場合がある．そのため，アルゴリズム適用の前から「腹痛がなければ IBS ではない」として，最初から除外する方式は推奨されない．「腹痛もしくはそれに準ずる感覚と便通異常を持つ患者」からアルゴリズムを開始する．急性の腹痛，急性の便通異常の場合には IBS 以外の疾患を念頭に適切な診療を進めるべきである．
　アルゴリズム適用患者において，菱形でチェックを行い，陽性（＋）あるいは陰性（－）によって診療を進める．（1）警告症状・徴候の有無，（2）危険因子の有無，（3）通常臨床検査での異常の有無を評価する．これらのいずれかがひとつでもあれば，大腸内視鏡検査（もしくは大腸造影検査）を行う．

(1) 警告症状・徴候：発熱，関節痛，血便，6ヵ月以内の予期せぬ 3kg 以上の体重減少，異常な身体所見（腹部腫瘤の触知，腹部の波動，直腸指診による腫瘤の触知，血液の付着など）を代表とする，器質的疾患を示唆する症状と徴候．
(2) 危険因子：50 歳以上での発症または患者，大腸器質的疾患の既往歴または家族歴．また，患者が消化管精密検査を希望する場合にも精査を行う．
(3) 通常臨床検査：血液生化学検査（血糖を含む），末梢血球数，炎症反応，TSH，尿一般検査，便潜血検査，腹部単純 X 線写真が IBS の通常臨床検査である．なお，IBS の診断バイオマーカーはいまだ不明である．このなかで，特に便潜血陽性，貧血，低蛋白血症，炎症反応陽性のいずれかがあれば大腸内視鏡検査もしくは大腸造影検査を行う．
(4) 大腸検査：大腸内視鏡検査（もしくは大腸造影検査）を指す．個別の症状・徴候・検査値に応じて，大腸粘膜生検，上部消化管内視鏡検査もしくは上部消化管造影，腹部超音波，便虫卵検査，便細菌検査，腹部 CT，小腸内視鏡（カプセル内視鏡，ダブルバルーン内視鏡），小腸造影，腹部 MRI，乳糖負荷試験などが鑑別診断のために必要になることがある．また，便秘が重症の場合には，大腸運動が極度に低下する colonic inertia や排泄機能がおかされる直腸肛門障害との鑑別も必要である．なお，臨床上の多彩な病像に適切に対応するのは担当医の責務であり，診療ガイドラインは器質的疾患の除外を保証するものではない．

　以上が陰性であれば，機能性消化管疾患（functional gastrointestinal disorder：FGID）であり，Rome Ⅳ基準に基づいて IBS を診断する．Rome Ⅳの IBS 診断基準を満たさなければ，IBS 以外の FGID である．腹痛のない便秘は機能性便秘，腹痛のない下痢は機能性下痢，便通異常のない腹痛は機能性腹痛症候群，便通異常のない腹部膨満感は機能性腹部膨満，いずれでもなければ非特異機能性腸障害である．

IBS の Rome Ⅳ診断基準

- ■ 腹痛が
- ■ 最近 3 ヵ月のなかの 1 週間につき少なくとも 1 日以上を占め
- ■ 下記の 2 項目以上の特徴を示す
  - （1）排便に関連する
  - （2）排便頻度の変化に関連する
  - （3）便形状（外観）の変化に関連する

---

*最近 3 ヵ月間は基準を満たす
少なくとも診断の 6 ヵ月以上前に症状が出現

（Lacy BE, et al. Gastroenterology 2016; 150: 1393-1407）

　現在国際的に最もよく使われている診断基準である．ただし，この基準には，IBS の消化器症状が，大腸癌と炎症性腸疾患を代表とする，「通常検査で検出される器質的消化器病によるものではない」という含意がある．したがって，具体的にどのような手順に基づいて IBS を診断するのが最も効率がよいかが臨床的には重要である．IBS では特殊な検査法を使えば，機能異常だけでなく，器質的異常を検出するのも可能である．あらゆる機能異常（心理的異常を含む）は，細胞レベルあるいは分子レベルの異常に基づくことが明らかになりつつある．したがって，「器質的病変がない」とは，検査の内容に依存する概念であることに注意が必要である．ここで言う通常検査とは，ガイドラインアルゴリズムにあげたような一般の医療機関で施行可能な検査を指す．

Bristol 便形状尺度

Type

1　小塊が分離した木の実状の硬便・通過困難

2　小塊が融合したソーセージ状の硬便

3　表面に亀裂のあるソーセージ状の便

4　平滑で柔らかいソーセージ状の便

5　小塊の辺縁が鋭く切れた軟便・通過容易

6　不定形で辺縁不整の崩れた便

7　固形物を含まない水様便

(O'Donnell LJD, et al. Br Med J 1990; 300: 439-440
Lacy BE, et al. Gastroenterology 2016; 150: 1393-1407)

　　タイプ 4 が健常の糞便である．数字が小さくなると糞便水分量が少なく，数字が大きくなると糞便水分量が多くなる．タイプ 3 あるいはタイプ 5 までが健常の糞便の範囲であり，タイプ 1 とタイプ 2 が便秘の糞便，タイプ 6 とタイプ 7 が下痢の糞便である．

IBS の型分類

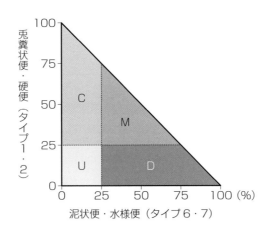

縦軸：兎糞状便・硬便（タイプ 1・2）

横軸：泥状便・水様便（タイプ 6・7）

（Lacy BE, et al. Gastroenterology 2016; 150: 1393-1407）

1. 便秘型 IBS（IBS-C）：硬便 or 兎糞状便 [a] が便形状の 25%より多く，かつ，軟便 or 水様便 [b] が便形状の 25%未満 [c]
2. 下痢型 IBS（IBS-D）：軟便 or 水様便 [b] が便形状の 25%より多く，かつ，硬便 or 兎糞状便 [a] が便形状の 25%未満 [c]
3. 混合型 IBS（IBS-M）：硬便 or 兎糞状便 [a] が便形状の 25%より多く，かつ，軟便 or 水様便 [b] が便形状の 25%より多い [c]
4. 分類不能型 IBS（IBS-U）：便形状の異常が不十分であって，IBS-C，IBS-D，IBS-M のいずれでもない [c]

[a]：Bristol 便形状尺度 1 型 2 型
[b]：Bristol 便形状尺度 6 型 7 型
[c]：止瀉薬，下剤を用いないときの糞便で評価する

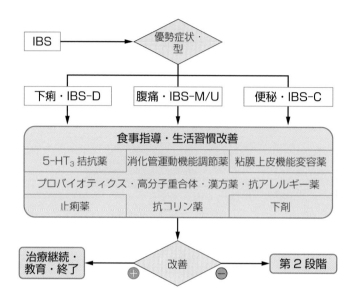

IBS の治療ガイドライン：第 1 段階

IBS → 優勢症状・型

下痢・IBS-D　　腹痛・IBS-M/U　　便秘・IBS-C

食事指導・生活習慣改善

5-HT$_3$拮抗薬	消化管運動機能調節薬	粘膜上皮機能変容薬

プロバイオティクス・高分子重合体・漢方薬・抗アレルギー薬

止痢薬	抗コリン薬	下剤

治療継続・教育・終了 ← ⊕ 改善 ⊖ → 第 2 段階

　IBS の病態生理を患者が理解できる言葉で十分に説明し，納得を得る．ここまでの過程において，良好な患者-医師関係をつくっておくことが重要である．治療の目標は患者自身の評価による症状改善である．まず，型を問わずに，食事と生活習慣改善を指導する．IBS の治療の初期段階である第 1 段階に際しては，分類の IBS-C，M/U，D の 4 型をもとに，あるいは，下痢，腹痛，便秘の優勢症状に基づいて，消化管主体の治療を行う．

　まず，消化管運動機能調節薬，あるいは，プロバイオティクス（ビフィズス菌や乳酸菌などの有用菌），もしくは，高分子重合体を投与する．下痢型には 5-HT$_3$拮抗薬，便秘型には粘膜上皮機能変容薬を投与する．粘膜上皮機能変容薬には ClC-2 賦活薬と GC-C 受容体アゴニストがあり，ClC-2 賦活薬は，海外では IBS-C に低用量（8μg，1 日 2 回投与）が適用となっているが，わが国では，慢性便秘症の病名への保険適用であり，IBS 単独病名への保険適用はない．これらは単剤が基本だが，1 段目薬物と 2 段目（プロバイオティクス・高分子重合体）を組み合わせてもよい．ここまでで改善がなければ，4 型あるいは優勢症状に基づき，薬物を追加投与する．下痢には止痢薬を併用する．腹痛には抗コリン薬を中心に投与する．便秘には 5-HT$_4$刺激薬あるいは下剤などを投与するが，刺激性下剤の常用は避け，投与するとしても頓用に限定する．症例によっては漢方薬もしくは抗アレルギーを投与する．この他のペパーミントオイル，胆汁酸関連薬や抗菌薬などについては各 CQ，ステートメント，解説文を参照する．これらを薬物の用量を勘案しながら 4〜8 週間続け，改善すれば治療継続あるいは治療終了する．改善がなければ第 2 段階に移る．

IBS の治療ガイドライン：第 2 段階

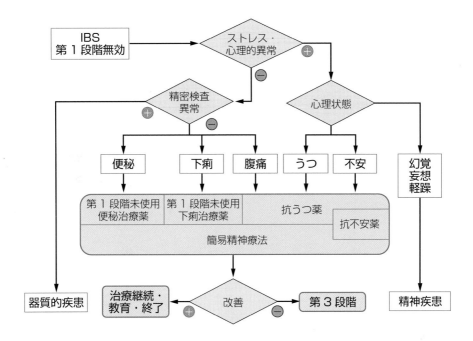

　IBS の治療の中期段階である第 2 段階に際しては，消化管主体の治療が無効であったことを踏まえ，中枢機能の調整を含む治療を行う．ただし，第 1 段階の薬物治療との併用も可能である．

　まず，患者のストレスあるいは心理的異常が症状に関与するか否かを判断する．これらの関与が大きければ，病態としてうつが優勢であるのか，不安が優勢であるのかを判断する．うつが優勢であれば抗うつ薬を用いる．不安が優勢であれば，抗不安作用を持つ抗うつ薬を用いるか，あるいは，非ベンゾジアゼピン系抗不安薬の 5-HT$_{1A}$ 刺激薬を処方する．不安に対してベンゾジアゼピン系抗不安薬を投与せざるを得ない場合は，4～6 週間を目安にできる限り短期間にとどめ，ベンゾジアゼピン系抗不安薬の漸減と代替薬への置換を図ることで，常用量依存の発生を防ぐ．

　一方，病態へのストレス・心理的異常の関与は乏しいと判断されれば，必要に応じた精密な臨床検査（大腸粘膜生検，糞便細菌検査，小腸内視鏡検査，乳糖負荷試験など）により，器質的疾患を再度除外する．便秘に対して第 1 段階では未使用であった便秘治療薬，下痢に対して第 1 段階では未使用であった下痢治療薬，腹痛に知覚閾値上昇作用を狙った抗うつ薬を投与する．症例に応じ，第 1 段階の薬物とこれらの薬物の併用療法，簡易精神療法（患者のストレス対処行動に助言するストレスマネジメントなど）を試みる．薬物の用量を勘案しながら 4～8 週間続け，改善すれば治療継続あるいは治療を終了する．改善がなければ第 3 段階に移る．

　なお，心理状態の関与の判断に際し，幻覚・妄想・パーソナリティ障害・軽躁症状・自殺の危険が初診時に判明した場合は，早急に精神科に紹介する．このことは，IBS に限ったことではないため，どの段階であっても即座に行う．しかし，患者によっては，経過をみないと幻覚・妄想・パーソナリティ障害・軽躁症状の存在がわからないことがある．第 2 段階では，これらを再度点検し，これらがあることがわかった場合は，早急に精神科に紹介する．特に現在は抑うつ気分があるが，過去に軽躁症状がある場合，双極性障害が潜在しており，抗うつ薬の投与によって躁転することがあるため，注意が必要である．

IBS の治療ガイドライン：第3段階

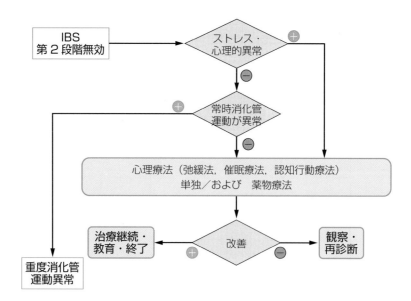

　IBS の治療の最終段階である第3段階に際しては，薬物療法が無効であったことを踏まえ，心理療法を行う．
再度，ストレス・心理的異常の症状への関与の有無を考慮する．症状に心理的異常が影響している場合は，薬物療法では寛解しない心身症の病態を持つ IBS と考えられる．
　心理的異常が影響していないと考えられる場合には，消化管の画像検査を利用して，消化管内腔の拡張，消化管運動の重度な低下を検出し，重度の消化管運動異常症を除外する．検査の結果，消化管の画像検査が正常であった場合，ストレス・心理的異常の症状への関与が明確で内科の範囲である場合はすべて，心身医学的治療の対象となる．消化管の画像検査が正常であって，しかも，消化管運動亢進や内臓知覚過敏を示す所見を伴う場合には，IBS の診断を補強する根拠となる．
　まず，第1，2段階で用いていない薬物とその併用療法を行う．しかし，これで改善がなければ，弛緩法（リラクセーション法），催眠療法，認知行動療法のような，専門的な心理療法を行う．自施設で心理療法の施行が困難な場合は，専門的な心理療法が実施可能な心療内科もしくは精神科に紹介する．
　これで改善すれば，治療継続あるいは終了とし，改善がなければ経過観察あるいは診断を再考する．

クエスチョン一覧

略語一覧

BAFF	B cell-activating factor	B 細胞活性化因子
BAM	bile acid malabsorption	胆汁酸吸収不全
CA	cholic acid	一次胆汁酸
CAM	complementary and alternative medicine	補完代替医療
CBT	cognitive behavior therapy	認知行動療法
CCK	cholecystokinin	コレシストキニン
CDCA	chenodeoxycholic acid	ケノデオキシコール酸
CFTR	cystic fibrosis transmembrane conductance regulator	囊胞性線維症膜コンダクタンス制御因子
CI	confidence interval	信頼区間
CLE	confocal laser endomicroscopy	共焦点レーザー内視鏡
CRH	corticotropin-releasing hormone	副腎皮質刺激ホルモン放出ホルモン
CRP	C-reactive protein	C 反応性蛋白
DCA	deoxycholic acid	二次胆汁酸
FD	functional dysplasia	機能性ディスペプシア
FGF	fibroblast growth factor	線維芽細胞増殖因子
FH	food hypersensitivity	食物過敏性
fMRI	functional magnetic resonance imaging	機能的磁気共鳴画像
FODMAP	fermentable, oligosaccharides, disaccharides, monosaccharides and polyols	発酵性オリゴ糖 二糖類 単糖類 およびポリオール
GERD	gastroesophageal reflux disease	胃食道逆流症
GWAS	genome wide association study	ゲノムワイド関連解析
HAPCs	high amplitude propagating contractions	高圧推進運動
IBAT	ileal bile acid transporter	胆汁酸トランスポーター
IBD	inflammatory bowel disease	炎症性腸疾患
IBS	irritable bowel syndrome	過敏性腸症候群
IBS-C	IBS with predominant constipation	便秘型 IBS
IBS-D	IBS with predominant diarrhea	下痢型 IBS
IBS-M	IBS with mixed bowel habits	混合型 IBS
IBS-U	IBS unclassified	分類不能型 IBS
IL	interleukin	インターロイキン
LCA	lithocholic acid	リトコール酸
MMP	matrix metalloproteinase	マトリックスメタロプロテイナーゼ
NaSSA	noradrenergic and specific serotonergic antidepressant	ノルアドレナリン作動性・特異的セロトニン作動性抗うつ薬
NNT	number needed to treat	治療必要数
OR	odds ratio	オッズ比
PEG	polyethylene glycol	ポリエチレングリコール
PI-IBS	post-infectious irritable bowel syndrome	感染 (性腸炎) 後 IBS
QOL	quality of life	生活の質
RCT	randomized controlled trial	ランダム化比較試験
RR	relative risk, risk ratio	相対危険度, リスク比
SIBO	small intestinal bacterial overgrowth	小腸細菌異常増殖

SNRI	serotonin and noradrenalin reuptake inhibitors	セロトニン・ノルアドレナリン再取り込み阻害薬
SSRI	selective serotonin reuptake inhibitors	選択的セロトニン再取り込み阻害薬
TCA	tricyclic antidepressants	三環系抗うつ薬
TGR	transmembrane G protein-coupled receptor	膜貫通型 G 蛋白質共役受容体
TLR	toll-like receptor	トル様受容体
TRPV1	transient receptor potential cation channel subfamily V member 1	カプサイシン受容体
UDCA	ursodeoxycholic acid	ウルソデオキシコール酸

第1章
疫学・病態

BQ 1-1

IBS の有病率は増加しているか？

回答

● IBS の有病率はこの数十年余り，およそ10％であり，経年的に増加しているとはいえない．

解説

　Lovell ら[1]による2011年までの世界中の論文のシステマティックレビュー/メタアナリシスによると，IBS の有病率は

　1981～1990年（6研究 11,000人）10.0％

　1991～2000年（33研究 639,000人）12.0％

　2001～2010年（38研究 160,000人）10.9％

と経年的な有病率の増加はない．

　わが国での報告では，Kumano ら[2]（2004年）の一般人口での調査で過敏性腸症候群（irritable bowel syndrome：IBS）が6.1％，Kanazawa ら[3]（2004年）の検診受診者417人の調査で IBS が14.2％，Miwa[4]（2008年）によるインターネット調査では IBS が13.1％，Kubo ら[5]（2011年）の検診受診者の調査では IBS が13.5％，と IBS の有病率は増加しているとはいえない．報告の年代によって用いられた診断基準が異なるが，先の Lovell ら[1]のシステマティックレビューによると，IBS の有病率と用いられた診断基準の関係も解析されている．Manning の診断基準によっている報告をまとめた IBS 有病率が14％と最高で，RomeⅢ，RomeⅡ，RomeⅠがそれぞれ12.2％，9.4％，8.8％と RomeⅠによる報告が最も低い．すなわち調査報告がどの診断基準によったかを注意する必要がある．

　男性と女性の有病率は，平均8.9と14.0で，女性のほうが1.6倍多い．性差に関するわが国の報告では，Kanazawa ら[3]の調査では女性15.5％，男性12.9％で女性のほうが1.2倍多い．Kubo ら[5]は健康診断受診者では，IBS は非 IBS と比べ女性の割合が1.56倍多い（48.5％ vs. 31.6％）と報告している．Kumano ら[2]の一般人口を対象にした調査で男性4.5％に対して女性7.8％と有意に女性に多い（1.7倍）．おおむね女性に有病率が高いとする諸外国のデータと合致する．しかし，2018年 Gwee ら[6]のレビューによるとアジアでの IBS 有病率は男女差がないと報告されている．

　年齢に関しては，Lovell ら[1]によるメタアナリシスでは有意差はないものの30歳未満，30～39，40～49，50～59，60以上の年齢で有病率（％）はそれぞれ，11.0，11.0，9.6，7.8，7.3と年齢とともに低下する傾向がある．ただし，50歳前後で比較すると若年者で有意に高い．わが国の報告では，Kumano ら[2]から，男女とも40歳代以降有病率が減少する傾向が報告され，海外の結果と合致する．

　居住地に関しては，東南アジアで低く南米で高い世界的な地域差に加え（図1），欧米でも，国ごとの有病率をみると，米国からの報告では Manning，RomeⅠ，RomeⅡによる報告をまとめると，IBS の有病率はそれぞれ，16.0％，9.0％，7.0％であり，フランスからの報告では，そ

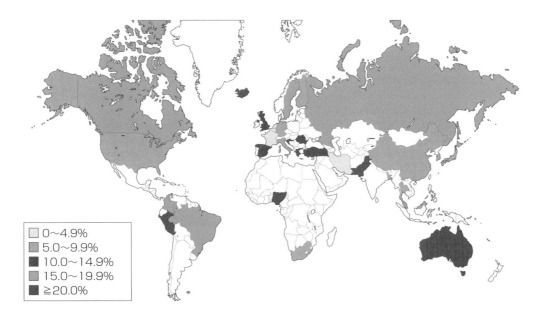

図1　IBS の国別有病率
(Lovell RM, Ford AC. Clin Gastroenterol Hepatol 2012; 10: 712-721 [1] より作成)

凡例:
- 0〜4.9%
- 5.0〜9.9%
- 10.0〜14.9%
- 15.0〜19.9%
- ≧20.0%

れぞれ，2.0％，3.0％，2.6％であり，どの診断基準による解析でも，フランスの有病率は米国に比べて低いという国別の違いが明確である[1]．したがって，世界の地域別単位でも，国別単位でも IBS の有病率には差がありうる．Sperber ら[7] による 2017 年 Rome 委員会からの報告では IBS の有病率は国によってかなり違いがある．フランスやイランは 1.1％でメキシコは 35.5％であり，地域別にみてもラテンアメリカは 17.5％，アジアは 9.6％，中東アフリカは 5.6％と地域差がある．さらに単一国内でも，都市部のほうが有病率が高いことが，北京とその郊外やイスラエルの都市部と郡部などの報告で認められる[8,9]．わが国では，三輪の報告によると都道府県別での下痢型 IBS の有病率に大きな地域差はなかったと報告されている[10]．

　職業に関する報告では，ミシガン大学病院の看護師 2,500 人の調査では，日勤夜勤のローテーション者は IBS 発症の頻度が高いことが報告された[11]．また，米国での軍経験女性で IBS の有病率が高値であることが報告されている[12]．職業がどの程度ストレスを及ぼしているのかによる影響と考える．Lovell ら[1] によるメタアナリシスでは，収入による IBS の有病率に差はないが，一部の報告では，収入の高さが IBS の有病率を高めるとの報告があり，経済状態と IBS の有病率の関係を結論づけるには知見がいまだ不十分であると記載されている．わが国では，三輪の報告[13] によると，日本人男性一般生活者 2 万人を対象にしたインターネット調査では，下痢系 IBS 患者は非 IBS 患者に比べ，役職が高く，年収も高いことが示された．男性で下痢を主体とする限られた報告であるが興味深い．

文献

1) Lovell RM, Ford AC. Global prevalence of and risk factors for irritable bowel syndrome: a meta-analysis. Clin Gastroenterol Hepatol 2012; **10**: 712-721（メタ）
2) Kumano H, Kaiya H, Yoshiuchi K, et al. Comorbidity of irritable bowel syndrome, panic disorder, and

agoraphobia in a Japanese representative sample. Am J Gastroenterol 2004; **99**: 370-376 (ケースコントロール)

3) Kanazawa M, Endo Y, Whitehead WE, et al. Patients and nonconsulters with irritable bowel syndrome reporting a parental history of bowel problems have more impaired psychological distress. Dig Dis Sci 2004; **49**: 1046-1053 (ケースコントロール)

4) Miwa H. Prevalence of irritable bowel syndrome in Japan: Internet survey using RomeⅢ criteria. Patient Prefer Adherence 2008; **2**: 143-147 (ケースコントロール)

5) Kubo M, Fujiwara Y, Shiba M, et al. Differences between risk factors among irritable bowel syndrome subtypes in Japanese adults. Neurogastroenterol Motil 2011; **23**: 249-254 (ケースコントロール)

6) Gwee KA, Ghoshal UC, Chen M. Irritable bowel syndrome in Asia: Pathogenesis, natural history, epidemiology, and management. J Gastroenterol Hepatol 2018; **33**: 99-110 (メタ)

7) Sperber AD, Dumitrascu D, Fukudo S, et al. The global prevalence of IBS in adults remains elusive due to the heterogeneity of studies: a Rome Foundation working team literature review. Gut 2017; **66**: 1075-1082 (メタ)

8) Pan G, Lu S, Ke M, et al. Epidemilogic study of the IBS in Beijing: stratified randomized study by cluster sampling. Chinease Med J 2000; **113**: 35-39 (ケースコントロール)

9) Sperber AD, Friger M, Shvartzman P, et al. Rates of functional bowel disorders among Israeli Bedouins in rural areas compared with those who moved to permanent towns. Clin Gastroenterol Hepatol 2005; **3**: 342-348 (ケースコントロール)

10) 三輪洋人．本邦における下痢症状を主訴とする過敏性腸症候群患者に関する実態調査―J-ROADⅡ JAPANEASE RESEARCH OF ABDOMINAL SYMPTOMS FOR IBSⅡ．診断と治療 2009; **97**: 1079-1086 (ケースコントロール)

11) Nojkov B, Rubenstein JH, Chey WD, et al. The impact of rotating shift work on the prevalence of irritable bowel syndrome in nurses. Am J Gastroenterol 2010; **105**: 842-847 (ケースコントロール)

12) Savas LS, White DL, Wieman M, et al. Irritable bowel syndrome and dyspepsia among women veterans: prevalence and association with psychological distress. Aliment Pharmacol Ther 2009; **29**: 115-125 (ケースコントロール)

13) 三輪洋人．日本人男性における下痢症状を主訴とする過敏性腸症候群患者の生活実態調査．新薬と臨牀 2010; **59**: 32-36 (ケースコントロール)

BQ 1-2

感染性腸炎後 IBS (post-infectious IBS：PI-IBS) の有病率とリスク因子は？

回 答

● 感染性腸炎後に発症する PI-IBS の頻度は感染性腸炎の 10％に発症すること，リスク因子としては女性，若年，心理的問題，胃腸炎の程度が強いことが関与する．

解説

Halvorson ら[1] によるメタアナリシス (2006 年) によると，感染性腸炎後で IBS は 9.8％，コントロール群では 1.2％であった．オッズ比は 7.3 (95％CI 4.7〜11.1) であった．Thabane ら[2] は，感染性腸炎後 IBS (post-infectious IBS：PI-IBS) のオッズ比は 5.86 (95％CI 3.60〜9.54) と報告している (図 1)．感染性腸炎後 3, 6, 12, 24〜36 ヵ月後のそれぞれでオッズ比は 7.6, 5.2, 6.4, 3.9 であった．PI-IBS ではより若く，より不安や抑うつ傾向であった．以上のメタアナリシスからは感染性腸炎による IBS 発症率は約 6〜7 倍に増加すると推定される．また，感染性腸炎後少なくとも 2〜3 年はこの IBS 発症のリスクが高いと考えられる．以上の成績は細菌感染による感染性胃腸炎後の PI-IBS 発症に関する報告をまとめたものであるが，加えて，ウイルス性胃腸炎後にも PI-IBS の発症率が高いことが，2009 年にイタリアで起きたノロウイルスによる集団感染

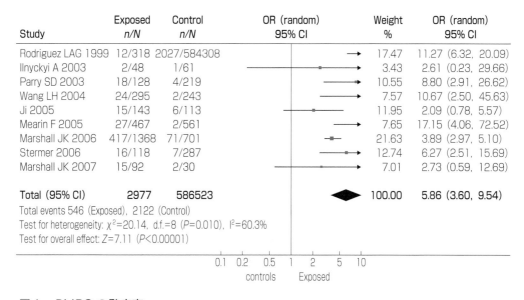

図1 PI-IBS の発症率

(Thabane M, et al. Aliment Pharmacol Ther 2007; 26: 535-544 [2] より許諾を得て転載)

性胃腸炎後のコホート研究[3]で明らかにされた．ノロウイルスによる感染性胃腸炎1年後のPI-IBS発症はオッズ比11.4と高率であった．したがって，先行する感染性胃腸炎が細菌性でもウイルス性でもPI-IBSの発症リスクは明らかに増大するといえる．IBS全体に占めるPI-IBSの割合に関しては，Porterら[4]による米軍人の大規模データベースから解析した成績がある．IBS 9,091人（平均29.8歳，男性57.0%）のなかで，直近2年間に感染性下痢と診断されていたのは887人（9.8%）であったと報告されている．この研究では正常コントロール126,909人中，直近2年間に感染性下痢と診断されていたのは3,367人（2.7%）であったことから感染性腸炎によりIBS発症リスクが増加するとのこれまでの報告を支持するものである．現在，IBSでないコントロール群のなかにも2.7%は最近2年間に感染性腸炎の既往があることから，IBS全体に占めるPI-IBSの割合は7.1%と計算される．

　Longstrethら[5]の報告によると，英国のプライマリケア医受診IBS患者121人，米国の新聞広告で集めたRome Iで診断したIBS患者72人，米国の消化器専門医受診IBS患者52人の解析では急性胃腸炎後にIBSの症状が出現した患者は，それぞれ17%，8%，6%であったことが報告されている．すなわち，プライマリケアの現場ではIBS全体に占めるPI-IBSの割合は17%と約6分の1を占める．本邦のKanazawaら[6]の報告では，健診受診者419人の解析で急性胃腸炎の既往の割合は対照16.1%，医療機関非受診IBS 32.6%，医療機関を受診したIBS患者44.6%であった．本邦においても感染性胃腸炎はIBS発症のリスクを亢進させることが明らかにされた．受診の有無を問わずIBSでまとめると39.2%が急性胃腸炎の既往ありで，対照群の値を引いても23%がPI-IBSである可能性が示唆された．以上の知見からIBS全体に占めるPI-IBSの割合はおおよそ，5〜25%程度と推定される．2019年に公表されたRome委員会のレポート[7]では，PI-IBSの頻度はおおよそ感染性腸炎の10%に発症すること，リスク因子としては女性，若年，急性胃腸炎中もしくは前に心理的問題がある，胃腸炎の程度が強いなどが記載されている．

文献

1) Halvorson HA, Schlett CD, Riddle MS. Postinfectious irritable bowel syndrome: a meta-analysis. Am J Gastroenterol 2006; **101**: 1894-1899（メタ）

2) Thabane M, Kottachchi DT, Marshall JK. Systematic review and meta-analysis: the incidence and prognosis of post-infectious irritable bowel syndrome. Aliment Pharmacol Ther 2007; **26**: 535-544（メタ）

3) Zanini B, Ricci C, Bandera F, et al. San Felice del Benaco Study Investigators. Incidence of post-infectious irritable bowel syndrome and functional intestinal disorders following a water-borne viral gastroenteritis outbreak. Am J Gastroenterol 2012; **107**: 891-899（コホート）

4) Porter CK, Gormley R, Tribble DR, et al. The Incidence and gastrointestinal infectious risk of functional gastrointestinal disorders in a healthy US adult population. Am J Gastroenterol 2011; **106**: 130-138（ケースコントロール）

5) Longstreth GF, Hawkey CJ, Mayer EA, et al. Characteristics of patients with irritable bowel syndrome recruited from three sources: implications for clinical trials. Aliment Pharmacol Ther 2001; **15**: 959-964（ケースコントロール）

6) Kanazawa M, Endo Y, Whitehead WE, et al. Patients and nonconsulters with irritable bowel syndrome reporting a parental history of bowel problems have more impaired psychological distress. Dig Dis Sci 2004; **49**: 1046-1053（ケースコントロール）

7) Barbara G, Grover M, Bercik P, et al. Rome foundation working team report on post-infection irritable bowel syndrome. Gastroenterology 2019; **156**: 46-58.e7（メタ）

BQ 1-3

IBS の病態にストレスが関与するか？

回 答

● IBS の病態にはストレスが関与する．

解説

　IBS の病態にはストレスが関与する．臨床的には IBS 患者の消化器症状が患者のストレス自覚時に増悪する現象として現れる．この現象は心理計量学的に証明されており，IBS 患者においては，ストレス負荷と消化器症状悪化の相関係数が健常者よりも高い[1]．検査室において IBS 患者に心理社会的ストレスを負荷すると，大腸内圧で測定した大腸運動[2]ならびに大腸平滑筋電図が亢進する[3]．ストレス負荷時には，IBS 患者の脳波が健常者よりも低振幅速波化し，中枢神経興奮の感受性亢進を反映する[4]．IBS 患者においては，消化管刺激に対する中枢反応の増強がみられ，その性差も存在し，ストレス応答を支配する扁桃体，前帯状回，島の過活動がみられる[5]．このような脳と消化管の機能的な関連を脳腸相関（brain-gut interactions）と呼んでおり，IBS 患者の病態生理の重要部分を占めている[6]．

　人生早期に受けた外傷的ストレスは IBS のリスクを高める[7]．71 報のメタアナリシスによれば，IBS を含めた機能性身体症候群の外傷的ストレス体験のオッズ比は 2.7（95％CI 2.27～3.10）である[8]．IBS に限定した 8 報のメタアナリシスでは，648,375 人において外傷的ストレスと IBS の関連性が分析され，オッズ比は 2.8（95％CI 2.06～3.54）である[9]．

　IBS 患者にストレス負荷を行うと，直腸伸展刺激による右島と左腹外側前頭前野の過活動ならびに膝下部前帯状回と右背外側前頭前野の活性化不全が誘導される[10]．IBS 患者は，直腸伸展刺激に視覚刺激を先行させ，次に確実に直腸伸展刺激を加える場合と直腸伸展刺激が来るか来ないか予測不能にしておくと，予測不能のときのほうが視覚刺激に対しても直腸伸展刺激に対しても中部帯状回の活性化が健常者よりも強く生じる[11]．IBS 患者は，状況の急な変化に適応することが困難であり，右背外側前頭前野の活性化が健常者よりも低く，この病態が IBS にみられるストレス応答の増強に関与していると考えられる（図 1）[12]．

　以上を支持する研究結果が報告されており，IBS 患者は人が生きるうえで遭遇する事件を健常者よりも悪く解釈し，かつ，そのストレスが IBS 重症度にも関連している[13]．

文献

1) Whitehead WE, Crowell MD, Robinson JC, et al. Effects of stressful life events on bowel symptoms: subjects with irritable bowel syndrome compared with subjects without bowel dysfunction. Gut 1992; **33**: 825-830（コホート）

2) Fukudo S, Suzuki J. Colonic motility, autonomic function, and gastrointestinal hormones under psychological stress on irritable bowel syndrome. Tohoku J Exp Med 1987; **151**: 373-385（ケースコントロール）

3) Welgan P, Meshkinpour H, Beeler M. Effect of anger on colon motor and myoelectric activity in irritable bowel syndrome. Gastroenterology 1988; **94** (5 Pt 1): 1150-1156（ケースコントロール）

4) Fukudo S, Nomura T, Muranaka M, et al. Brain-gut response to stress and cholinergic stimulation in irritable bowel syndrome: a preliminary study. J Clin Gastroenterol 1993; **17**: 133-141（ケースコントロール）

5) Naliboff BD, Berman S, Chang L, et al. Sex-related differences in IBS patients: central processing of visceral

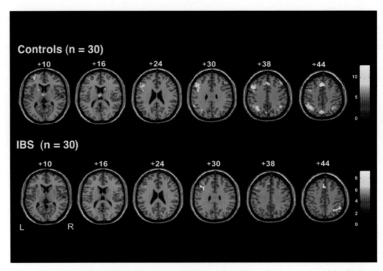

図1 **IBS の脳の機能的磁気共鳴画像 (fMRI)**

神経心理学的検査・Wisconsin Card Sorting Test を施行させると，健常者では，前頭前野を中心に活性化が生じる．一方，IBS 患者は，状況の急な変化に適応することが困難であり，右背外側前頭前野などの活性化が健常者よりも低い．この病態が IBS にみられるストレス応答の増強に関与している．
(Aizawa E, et al. Gastroenterology 2012; 143: 1188-1198 [12] より許諾を得て転載)

stimuli. Gastroenterology 2003; **124**: 1738-1747 （ケースコントロール）

6) Spiller R, Aziz Q, Creed F, et al. Guidelines on the irritable bowel syndrome: mechanisms and practical management. Gut 2007; **56**: 1770-1798 （メタ）

7) Chitkara DK, van Tilburg MA, Blois-Martin N, et al. Early life risk factors that contribute to irritable bowel syndrome in adults: a systematic review. Am J Gastroenterol 2008; **103**: 765-774 （メタ）

8) Afari N, Ahumada SM, Wright LJ, et al. Psychological trauma and functional somatic syndromes: a systematic review and meta-analysis. Psychosom Med 2014; **76**: 2-11 （メタ）

9) Ng QX, Soh AYS, Loke W, et al. Systematic review with meta-analysis: The association between post-traumatic stress disorder and irritable bowel syndrome. J Gastroenterol Hepatol 2019; **34**: 68-73 （メタ）

10) Elsenbruch S, Rosenberger C, Bingel U, et al. Patients with irritable bowel syndrome have altered emotional modulation of neural responses to visceral stimuli. Gastroenterology 2010; **139**: 1310-1319 （ケースコントロール）

11) Kano M, Muratsubaki T, Morishita J, et al. Influence of uncertain anticipation on brain responses to aversive rectal distension in patients with irritable bowel syndrome. Psychosom Med 2017; **79**: 988-999 （ケースコントロール）

12) Aizawa E, Sato Y, Kochiyama T, et al. Altered cognitive function of prefrontal cortex during error feedback in patients with irritable bowel syndrome, based on fMRI and dynamic causal modeling. Gastroenterology 2012; **143**: 1188-1198 （ケースコントロール）

13) Parker CH, Naliboff BD, Shih W, et al. Negative events during adulthood are associated with symptom severity and altered stress response in patients with irritable bowel syndrome. Clin Gastroenterol Hepatol 2019; **17**: 2245-2252 （ケースコントロール）

BQ 1-4

IBS の病態に腸内細菌・粘膜透過性亢進・粘膜微小炎症が関与するか？

回答

● IBS の病態には腸内細菌・粘膜透過性亢進・粘膜微小炎症が関与する.

解説

　IBS の病態には腸内細菌・粘膜透過性亢進・粘膜炎症が関与する[1]. これらが神経の感作を介して中枢機能にも影響を及ぼすと考えられる（図 1）[1].

　IBS の病態には腸内細菌が関与する. IBS は急性胃腸炎に罹患したあとに発症する群があり, これを感染性腸炎後 IBS（post-infectious IBS：PI-IBS）と呼ぶ[2,3]. 感染性腸炎後 IBS の危険因子はストレス, うつ, 身体化傾向, 年齢 60 歳未満, 女性, 喫煙, リンパ球増多, クロム親和性細胞過形成, 起炎菌の elongating toxin, 感染性腸炎の持続期間が長いことである[4]. システマティックレビューで本所見が再現され, 感染性腸炎罹患者のおよそ 10% が IBS を発症し, 女性, 若年, ストレスと急性炎症の重さが危険因子であった[5]. コホート研究で粘膜生検を実施した結果, ストレスは PI-IBS 発症の単なるバイアスではなく, Th2 免疫応答を増強させることで危険因子となることが示されている[6].

　IBS では腸内の常在菌も健常とは異なり, 便秘型, 下痢型, 混合型によってもプロファイルが異なる[7]. 小腸において腸内細菌の異常増殖をきたす場合がある[8]. わが国の IBS の腸内細菌叢も健常者とは異なり, その産物である有機酸と症状が関連する[9]. IBS の腸内細菌をプロバイオティクスにより改善させようとする研究がなされており, *Bifidobacterium*[10] を中心に, 複数菌種[11], プレバイオティクス[12] も試みられ, 奏効している. IBS の腸内細菌のメタアナリシスでは, 2,631 論文のなかから 22 論文が厳選され, わが国の研究もそのなかに含まれている[13]. 結果は, *Bifidobacterium*, *Faecalibacterium* が減少し, *Lactobacillaceae*, *Bacteroides*, *Enterobacteriaceae* が増加している[13].

　IBS では消化管粘膜透過性が亢進している[1,14]. この消化管粘膜透過性の亢進は, 下痢型, 便秘型, 混合型の型を問わず見出されている[14]. さらに, 寛解期の潰瘍性大腸炎, 寛解期の Crohn病患者でも, IBS 症状を呈する患者が IBS 症状のない患者よりも粘膜透過性が亢進している[14]. これらの粘膜透過性が亢進している患者では, 盲腸粘膜生検で得られた検体から分析した接着分子の zonula occludens-1（ZO-1）, α-catenin, occludin の発現が低下している[14].

　IBS の病態には粘膜微小炎症が関与する[1,2]. IBS 患者の終末回腸・大腸粘膜では, 健常者に比べて肥満細胞の数が増加している[3]. また, ヘマトキシリン・エオジン染色で正常にみえる IBS 患者の大腸粘膜では, 上皮内リンパ球が 1.8 倍, $CD3^+$ 細胞が 2 倍, $CD25^+$ 細胞が 6.5 倍に増加し, 免疫賦活状態にある[3]. 粘膜炎症の源流として, 腸内細菌のほかに, グルテン[15], 食物アレルギー[16] などの食物が関与する症例がある. IBS における上皮内リンパ球の増加は confocal laser endomicroscopy（CLE）によっても示されている[17]. IgE 増加を介さない食物アレルギーが関与する IBS 患者が一定の割合でいるものと考えられる[17].

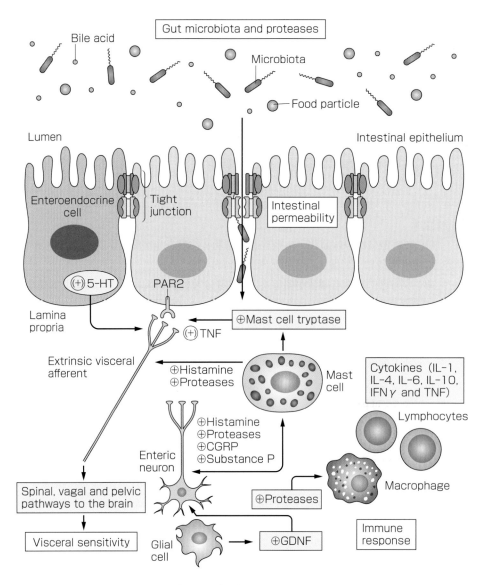

図1　IBS の腸内細菌・粘膜透過性・粘膜微小炎症

IBS の腸内細菌は患者へのストレス負荷との相乗作用により，粘膜透過性亢進を招く．ストレス負荷による肥満細胞脱顆粒はその一要因となる．粘膜透過性亢進は，粘膜微小炎症と神経の感作を招き，内臓知覚過敏を介して中枢神経に影響を及ぼす．
(Enck P, et al. Nat Rev Dis Primers 2016; 2: 16014 [1] より許諾を得て転載)

　　IBS の病態には胆汁酸も関与すると考えられている[1,18]．23-seleno-25-homotaurocholic acid test (SeHCAT) によって IBS-D の胆汁酸吸収不全 (bile acid malabsorption：BAM) を検出した6研究から 908 名の患者が抽出された．その内，28.1％ (95%CI 22.6〜34%) の IBS-D 患者に BAM があると分析されている[18]．また，IBS-C では IBS-D とは逆に大腸内への胆汁流出が減少している[19]．IBS-D にみられる BAM を IBS-D の病態のひとつに含めるのか，異なる疾患として分離するか，さらに IBS-C の胆汁病態についても，今後の研究が必要である．

▌文献▐

1) Enck P, Aziz Q, Barbara G, et al. Irritable bowel syndrome (IBS). Nat Rev Dis Primers 2016; **2**: 16014 （メタ）

2) Ford AC, Talley NJ. Mucosal inflammation as a potential etiological factor in irritable bowel syndrome: a systematic review. J Gastroenterol 2011; **46**: 421-431 （メタ）

3) Thabane M, Kottachchi DT, Marshall JK. Systematic review and meta-analysis: the incidence and prognosis of post-infectious irritable bowel syndrome. Aliment Pharmacol Ther 2007; **26**: 535-544 （メタ）

4) Spiller R, Garsed K. Postinfectious irritable bowel syndrome. Gastroenterology 2009; **136**: 1979-1988 （メタ）

5) Barbara G, Grover M, Bercik P, et al. Rome Foundation working team report on post-infection irritable bowel syndrome. Gastroenterology 2019; **156**: 46-58.e7 （メタ）

6) Wouters MM, Van Wanrooy S, Nguyen A, et al. Psychological comorbidity increases the risk for postinfectious IBS partly by enhanced susceptibility to develop infectious gastroenteritis. Gut 2016; **65**: 1279-1288 （コホート）

7) Kassinen A, Krogius-Kurikka L, Mäkivuokko H, et al. The fecal microbiota of irritable bowel syndrome patients differs significantly from that of healthy subjects. Gastroenterology 2007; **133**: 24-33 （ケースコントロール）

8) Ford AC, Spiegel BM, Talley NJ, et al. Small intestinal bacterial overgrowth in irritable bowel syndrome: systematic review and meta-analysis. Clin Gastroenterol Hepatol 2009; **7**: 1279-1286 （メタ）

9) Tana C, Umesaki Y, Imaoka A, et al. Altered profiles of intestinal microbiota and organic acids may be the origin of symptoms in irritable bowel syndrome. Neurogastroenterol Motil 2010; **22**: 512-519 （ケースコントロール）

10) O'Mahony L, McCarthy J, Kelly P, et al. Lactobacillus and Bifidobacterium in irritable bowel syndrome: symptom responses and relationship to cytokine profiles. Gastroenterology 2005; **128**: 541-551 （ランダム）

11) Williams EA, Stimpson J, Wang D, et al. Clinical trial: a multistrain probiotic preparation significantly reduces symptoms of irritable bowel syndrome in a double-blind placebo-controlled study. Aliment Pharmacol Ther 2009; **29**: 97-103 （ランダム）

12) Andriulli A, Neri M, Loguercio C, et al. Clinical trial on the efficacy of a new symbiotic formulation, Flortec, in patients with irritable bowel syndrome: a multicenter, randomized study. J Clin Gastroenterol 2008; **42** (Suppl 3 Pt 2): S218-S223 （ランダム）

13) Pittayanon R, Lau JT, Yuan Y, et al. Gut microbiota in patients with irritable bowel syndrome - A systematic review. Gastroenterology 2019; **157**: 97-108 （メタ）

14) Vivinus-Nébot M, Frin-Mathy G, Bzioueche H, et al. Functional bowel symptoms in quiescent inflammatory bowel diseases: role of epithelial barrier disruption and low-grade inflammation. Gut 2014; **63**: 744-752 （ケースコントロール）

15) Biesiekierski JR, Newnham ED, Irving PM, et al. Gluten causes gastrointestinal symptoms in subjects without celiac disease: a double-blind randomized placebo-controlled trial. Am J Gastroenterol 2011; **106**: 508-514; quiz 515 （ランダム）

16) Park MI, Camilleri M. Is there a role of food allergy in irritable bowel syndrome and functional dyspepsia? a systematic review. Neurogastroenterol Motil 2006; **18**: 595-607 （メタ）

17) Fritscher-Ravens A, Pflaum T, Mösinger M, et al. Many patients with irritable bowel syndrome have atypical food allergies not associated with immunoglobulin E. Gastroenterology 2019; **157**: 109-118.e5 （ケースコントロール）

18) Slattery SA, Niaz O, Aziz Q, et al. Systematic review with meta-analysis: the prevalence of bile acid malabsorption in the irritable bowel syndrome with diarrhoea. Aliment Pharmacol Ther 2015; **42**: 3-11 （メタ）

19) Vijayvargiya P, Busciglio I, Burton D, et al. Bile acid deficiency in a subgroup of patients with irritable bowel syndrome with constipation based on biomarkers in serum and fecal samples. Clin Gastroenterol Hepatol 2018; **16**: 522-527 （ケースコントロール）

BQ 1-5

IBS の病態に神経伝達物質と内分泌物質が関与するか？

回答
- IBS の病態には神経伝達物質と内分泌物質が関与する．

解説

　IBS の病態には神経伝達物質が関与する．IBS 患者の神経伝達には小腸・大腸の水準ならびに脊髄・脳の水準でも異常が認められる[1]．IBS 患者の摂食後の小腸内水分量は消化管収縮の増強により低下しており[2]，脊髄反射の異常が存在する[3]．大腸伸展刺激時の脳の反応のメタアナリシスでは，IBS 患者では前帯状回，扁桃体，中脳における信号増強ならびに内側・外側前頭前野の信号低下がみられ（図1）[4]，扁桃体を中心にした神経ネットワークの変化と症状の変化が関連する[5]．IBS 患者には背外側前頭前野など情動制御部位の密度低下がみられ[6]，密度低下が強いほど適切なストレス対処思考がおかされる[7]．脳波周波数解析でも IBS 患者に低振幅速波化がみられ，神経伝達の異常を示唆する[8]．

　IBS の病態に関連する神経伝達物質の筆頭はセロトニンである．セロトニンの前駆物質である

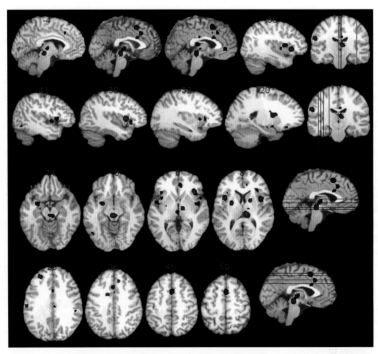

図1　IBS における直腸伸展刺激時の脳機能画像のメタアナリシス
赤：IBS 患者において健常者よりも活性化が高い脳部位
青：IBS 患者において健常者よりも活性化が低い脳部位
(Tillisch K, et al. Gastroenterology 2011; 140: 91-100 [4] より許諾を得て転載)

トリプトファンを欠乏させると，IBS 患者で内臓知覚が過敏となり[9]，不安が惹起される[10]．IBS 患者に対し，下痢型では 5-HT$_3$ 拮抗薬を投与すると情動関連部位の活性亢進を低下させることができ[11]，便秘型への 5-HT$_4$ 刺激薬の投与により推進運動につながる大腸運動が惹起される[12]．IBS 患者にセロトニン再取り込み阻害作用のある抗うつ薬を投与すると，前帯状回の過活動が抑制され[13]，臨床症状も改善する[14,15]．

　IBS の病態には内分泌物質が関連し，その筆頭はストレス関連ペプチドである corticotropin-releasing hormone（CRH）である．IBS 患者では CRH 負荷に対する大腸運動亢進がみられ[16]，ストレス誘発性大腸運動亢進は CRH 拮抗薬で抑制される[17]．IBS 患者では CRH 負荷に対する ACTH 値と interleukin-6（IL-6）が相関し[18]，ストレス負荷時のコルチゾール反応は増強している[19]．IBS 患者では CRH 負荷に対して健常者よりも扁桃体がより活性化し[20]，健常者では大腸伸展刺激に対する前帯状回活動が強いほど CRH 負荷に対する ACTH 分泌応答が抑制されるが，IBS 患者ではこの抑制が失われている[21]．

　CRH と逆の作用をするのがオキシトシンであり，IBS 患者の内臓知覚過敏を緩和する[22]．また，セロトニンから生合成されるメラトニン投与は IBS 患者の腹痛を改善する[23]．cholecystokinin（CCK）は大腸運動を介しても脳機能を介しても IBS の病態との関連は乏しい[24,25]．IBS の病態にはヒスタミン[26]，一酸化窒素[27]など複数の神経伝達物質が関連する．$\alpha_2\delta$ リガンドのプレガバリンは複数の興奮性神経伝達物質放出を抑制し，IBS の内臓痛を緩和する[28]．上述した CRH にも関連するサイトカインである IL-6 は IBS 患者の流血中で増加しており，特に IBS-D において顕著である[29]．

文献

1) Spiller R, Aziz Q, Creed F, et al. Guidelines on the irritable bowel syndrome: mechanisms and practical management. Gut 2007; **56**: 1770-1798（メタ）

2) Marciani L, Cox EF, Hoad CL, et al. Postprandial changes in small bowel water content in healthy subjects and patients with irritable bowel syndrome. Gastroenterology 2010; **138**: 469-477, 77 e1（ランダム）

3) Coffin B, Bouhassira D, Sabate JM, et al. Alteration of the spinal modulation of nociceptive processing in patients with irritable bowel syndrome. Gut 2004; **53**: 1465-1470（ランダム）

4) Tillisch K, Mayer EA, Labus JS. Quantitative meta-analysis identifies brain regions activated during rectal distension in irritable bowel syndrome. Gastroenterology 2011; **140**: 91-100（メタ）

5) Labus JS, Naliboff BD, Berman SM, et al. Brain networks underlying perceptual habituation to repeated aversive visceral stimuli in patients with irritable bowel syndrome. Neuroimage 2009; **47**: 952-960（ランダム）

6) Seminowicz DA, Labus JS, Bueller JA, et al. Regional gray matter density changes in brains of patients with irritable bowel syndrome. Gastroenterology 2010; **139**: 48-57（ケースコントロール）

7) Blankstein U, Chen J, Diamant NE, et al. Altered brain structure in irritable bowel syndrome: potential contributions of pre-existing and disease-driven factors. Gastroenterology 2010; **138**: 1783-1789（ケースコントロール）

8) Nomura T, Fukudo S, Matsuoka H, et al. Abnormal electroencephalogram in irritable bowel syndrome. Scand J Gastroenterol 1999; **34**: 478-484（ケースコントロール）

9) Kilkens TO, Honig A, van Nieuwenhoven MA, et al. Acute tryptophan depletion affects brain-gut responses in irritable bowel syndrome patients and controls. Gut 2004; **53**: 1794-1800（ランダム）

10) Shufflebotham J, Hood S, Hendry J, et al. Acute tryptophan depletion alters gastrointestinal and anxiety symptoms in irritable bowel syndrome. Am J Gastroenterol 2006; **101**: 2582-2587（ランダム）

11) Mayer EA, Berman S, Derbyshire SW, et al. The effect of the 5-HT3 receptor antagonist, alosetron, on brain responses to visceral stimulation in irritable bowel syndrome patients. Aliment Pharmacol Ther 2002; **16**: 1357-1366（ランダム）

12) Kanazawa M, Watanabe S, Tana C, et al. Effect of 5-HT4 receptor agonist mosapride citrate on rectosigmoid sensorimotor function in patients with irritable bowel syndrome. Neurogastroenterol Motil 2011; **23**: 754-e332（ランダム）

13) Morgan V, Pickens D, Gautam S, et al. Amitriptyline reduces rectal pain related activation of the anterior cingulate cortex in patients with irritable bowel syndrome. Gut 2005; **54**: 601-607（ランダム）

14) Creed F, Fernandes L, Guthrie E, et al. The cost-effectiveness of psychotherapy and paroxetine for severe irritable bowel syndrome. Gastroenterology 2003; **124**: 303-317（ランダム）

15) Kułak-Bejda A, Bejda G, Waszkiewicz N. Antidepressants for irritable bowel syndrome: a systematic review. Pharmacol Rep 2017; **69**: 1366-1379（メタ）

16) Fukudo S, Nomura T, Hongo M. Impact of corticotropin-releasing hormone on gastrointestinal motility and adrenocorticotropic hormone in normal controls and patients with irritable bowel syndrome. Gut 1998; **42**: 845-849（ケースコントロール）

17) Sagami Y, Shimada Y, Tayama J, et al. Effect of a corticotropin releasing hormone receptor antagonist on colonic sensory and motor function in patients with irritable bowel syndrome. Gut 2004; **53**: 958-964（ケースコントロール）

18) Dinan TG, Quigley EM, Ahmed SM, et al. Hypothalamic-pituitary-gut axis dysregulation in irritable bowel syndrome: plasma cytokines as a potential biomarker? Gastroenterology 2006; **130**: 304-311（ケースコントロール）

19) Chang L, Sundaresh S, Elliott J, et al. Dysregulation of the hypothalamic-pituitary-adrenal (HPA) axis in irritable bowel syndrome. Neurogastroenterol Motil 2009; **21**: 149-159（ケースコントロール）

20) Tanaka Y, Kanazawa M, Kano M, et al. Differential activation in amygdala and plasma noradrenaline during colorectal distention by administration of corticotropin-releasing hormone between healthy individuals and patients with irritable bowel syndrome. PLoS One 2016; **11**: e0157347（ケースコントロール）

21) Kano M, Muratsubaki T, Van Oudenhove L, et al. Altered brain and gut responses to corticotropin-releasing hormone (CRH) in patients with irritable bowel syndrome. Sci Rep 2017; **7**: 12425（ケースコントロール）

22) Louvel D, Delvaux M, Felez A, et al. Oxytocin increases thresholds of colonic visceral perception in patients with irritable bowel syndrome. Gut 1996; **39**: 741-747（ランダム）

23) Song GH, Leng PH, Gwee KA, et al. Melatonin improves abdominal pain in irritable bowel syndrome patients who have sleep disturbances: a randomised, double blind, placebo controlled study. Gut 2005; **54**: 1402-1407（ランダム）

24) Niederau C, Faber S, Karaus M. Cholecystokinin's role in regulation of colonic motility in health and in irritable bowel syndrome. Gastroenterology 1992; **102**: 1889-1898（ランダム）

25) Koszycki D, Torres S, Swain JE, et al. Central cholecystokinin activity in irritable bowel syndrome, panic disorder, and healthy controls. Psychosom Med 2005; **67**: 590-595（ランダム）

26) Hattori T, Watanabe S, Kano M, et al. Differential responding of autonomic function to histamine H_1 antagonism in irritable bowel syndrome. Neurogastroenterol Motil 2010; **22**: 1284-1291, e335（ランダム）

27) Kuiken SD, Klooker TK, Tytgat GN, et al. Possible role of nitric oxide in visceral hypersensitivity in patients with irritable bowel syndrome. Neurogastroenterol Motil 2006; **18**: 115-122（ランダム）

28) Houghton LA, Fell C, Whorwell PJ, et al. Effect of a second-generation $\alpha_2\delta$ ligand (pregabalin) on visceral sensation in hypersensitive patients with irritable bowel syndrome. Gut 2007; **56**: 1218-1225（ランダム）

29) Bashashati M, Moradi M, Sarosiek I. Interleukin-6 in irritable bowel syndrome: A systematic review and meta-analysis of IL-6 (-G174C) and circulating IL-6 levels. Cytokine 2017; **99**: 132-138（メタ）

BQ 1-6

IBS の病態に心理的異常は関与するか？

回答

● IBS の病態には心理的異常が関与する.

解説

　IBS の病態には心理的異常が関与する. 心理的異常は IBS が重症化するにつれて病態への関与度が増す[1]. 代表的な心理的異常は, うつと不安であり[2], 身体化がこれらに次ぐ[1]. コホート研究により, うつ病性障害と不安障害が IBS 発症のリスク要因になることがわかってきた[3]. その逆に, IBS 単独ではうつ病性障害と不安障害のリスク要因にはならないが, 機能性消化管疾患全体でみると, 機能性消化管疾患であることがうつ病性障害と不安障害の発症リスクを高める[3]. 人生早期の虐待などの重大なストレスも IBS 発症のリスク要因になる[4]. IBS であり, かつ, 被虐待歴を持つ個体では, 直腸に伸展刺激を加えたとき, 脳の帯状回の中部と後部の過活動, 膝上部の活性不全があり, 疼痛を感じやすい[5]. IBS 発症のリスク要因としては, 感染症の種類も重要である. うつや身体化があると, 感染症を契機とした IBS 発症のリスクが高まるが[1], 伝染性単核症が慢性疲労症候群の発症リスクを高めるのと対照的に, キャンピロバクター腸炎は IBS の罹患率を高め, 病原体の臓器・疾患特異性がある[6]. IBS 患者の認知の様式には破局思考と消化管特異的不安があり[7], 心理的治療に対する抵抗性を持つ[8]. これらの心理的異常の背景には脳機能画像で検出可能な脳機能異常が存在する[9].

　メタアナリシスでは, IBS と双極性障害の関係[10], IBS と疲労の関係[11], またシステマティックレビューでは IBS と睡眠障害の関係[12] が陽性である. 特に双極性障害の場合は, 抗うつ薬によって病態が増悪あるいは躁転する場合が知られている[10]. これらは IBS 患者の個々の心理的異常の種類によって薬物療法や心理療法を変えるべきことを示唆している.

文献

1) Spiller R, Aziz Q, Creed F, et al. Guidelines on the irritable bowel syndrome: mechanisms and practical management. Gut 2007; **56**: 1770-1798（メタ）
2) Kanazawa M, Endo Y, Whitehead WE, et al. Patients and nonconsulters with irritable bowel syndrome reporting a parental history of bowel problems have more impaired psychological distress. Dig Dis Sci 2004; **49**: 1046-1053（ケースコントロール）
3) Koloski NA, Jones M, Kalantar J, et al. The brain-gut pathway in functional gastrointestinal disorders is bidirectional: a 12-year prospective population-based study. Gut 2012; **61**: 1284-1290（コホート）
4) Chitkara DK, van Tilburg MA, Blois-Martin N, et al. Early life risk factors that contribute to irritable bowel syndrome in adults: a systematic review. Am J Gastroenterol 2008; **103**: 765-774; quiz 775（メタ）
5) Ringel Y, Drossman DA, Leserman JL, et al. Effect of abuse history on pain reports and brain responses to aversive visceral stimulation: an fMRI study. Gastroenterology 2008; **134**: 396-404（ケースコントロール）
6) Moss-Morris R, Spence M. To "lump" or to "split" the functional somatic syndromes: can infectious and emotional risk factors differentiate between the onset of chronic fatigue syndrome and irritable bowel syndrome? Psychosom Med 2006; **68**: 463-469（コホート）
7) Labus JS, Mayer EA, Chang L, et al. The central role of gastrointestinal-specific anxiety in irritable bowel syndrome: further validation of the visceral sensitivity index. Psychosom Med 2007; **69**: 89-98（横断）
8) Watanabe S, Fukudo S. Abnormal relationship between dissociation and hypnotic susceptibility in irrita-

　　ble bowel syndrome. Scand J Gastroenterol 2006; **41**: 757-758（ケースコントロール）

9） Elsenbruch S, Rosenberger C, Enck P, et al. Affective disturbances modulate the neural processing of visceral pain stimuli in irritable bowel syndrome: an fMRI study. Gut 2010; **59**: 489-495（ケースコントロール）

10） Tseng PT, Zeng BS, Chen YW, et al. A meta-analysis and systematic review of the comorbidity between irritable bowel syndrome and bipolar disorder. Medicine (Baltimore) 2016; **95**: e4617（メタ）

11） Han CJ, Yang GS. Fatigue in Irritable bowel syndrome: a systematic review and meta-analysis of pooled frequency and severity of fatigue. Asian Nurs Res 2016; **10**: 1-10（メタ）

12） Tu Q, Heitkemper MM, Jarrett ME, et al. Sleep disturbances in irritable bowel syndrome: a systematic review. Neurogastroenterol Motil 2017; **29**: e12946（メタ）

BQ 1-7

IBS の病態に遺伝が関与するか？

回答

● IBS の病態には遺伝が関与する．

解説

　IBS の病態には遺伝が関与する．IBS は単一遺伝子の変異による疾患ではなく，遺伝要因と環境要因を探る双生児研究がなされている．双生児 6,060 組を分析した研究では，IBS の一致率は，二卵性で 8.4％と低いのに対し，一卵性では 17.2％と高く，遺伝性が示された（図 1）[1]．一卵性双生児は同じ遺伝子を持つ個体同士であるのに対し，二卵性双生児の遺伝子は普通の兄弟姉妹同士と変わらない．同じ遺伝子を持つ個体同士のほうが異なる遺伝子を持つ個体同士よりも IBS の一致率が高いため，IBS を一致して双子に発生させる遺伝子がある，ということになる．同時に，二卵性双生児の片方が IBS である場合に他方が IBS である罹患率は 6.7％である．これに対し，二卵性双生児の片方が IBS である場合に母親が IBS である罹患率は 15.2％であった．ここから，母親の IBS の疾病行動を，子が学習し，IBS になっていくという学習効果，あるいはエピゲノムの影響[2] が考えられる．

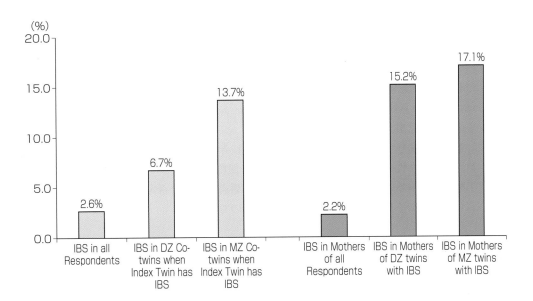

図 1　IBS における遺伝性の証明

左から，全双生児の IBS 罹患率（％），二卵性双生児の片方が IBS であるときの他方の IBS 罹患率，一卵性双生児の片方が IBS であるときの他方の IBS 罹患率．右は，全双生児の母親の IBS 罹患率（％），二卵性双生児が IBS であるときの母親の IBS 罹患率，一卵性双生児が IBS であるときの母親の IBS 罹患率．行動の学習効果あるいはエピゲノムの効果を示す．なお，解説文の IBS 一致率は論文本文からの引用である．図中の IBS 一致率は計算方法が異なるため，数字が異なっている．
（Levy RL, et al. Gastroenterology 2001; 121: 799-804 [1] より許諾を得て転載）

IBS に関与する候補遺伝子として，α2A（C-1291G），α2C（Del 332-325），GNβ3（C825T）などが報告されてきたが，決定的な遺伝子は未発見である[3]．しかし，セロトニントランスポーター遺伝子多型と内臓知覚過敏[3]，セロトニントランスポーター遺伝子多型と内臓刺激時の前帯状回活性化[4]，セロトニントランスポーター遺伝子多型と内臓刺激時の海馬と扁桃体の関連[5]，5-HT$_{3A}$受容体遺伝子多型と内臓刺激時の扁桃体活性化の関連など[6]，セロトニン関連遺伝子とのエンドフェノタイプとの関連が報告されて来た．セロトニントランスポーター遺伝子多型のメタアナリシス[7]では，l/l, l/s, s/s の3型をその遺伝子型とそれ以外，もしくは，アリル分析を実施し，人種に関係なく l/s の IBS リスク低下，s/s の IBS-C リスク上昇，アジアでの l/l の IBS リスク低下，s/s の IBS リスク上昇，l の IBS リスク低下，欧米での l/l の IBS リスク上昇，l/s の IBS リスク低下が示された．シナプスのセロトニン量の適量性と人種中のゲノム頻度が IBS リスクを左右する可能性がある．

　ミトコンドリア DNA の 7028C 多型は IBS のリスクを減少させ，かつ，内臓知覚閾値も上昇させる[8]．IBS と CRH-R1 受容体[9]，CRH-R2 受容体[10]，CRH[11]，CRH 結合蛋白質[11]の各遺伝子の関連が抽出されている．なかでも CRH-R1 受容体遺伝子多型と扁桃体応答は IBS で異常を示す[12]．コホート集団を用いて感染性腸炎後 IBS の関連遺伝子を検索した結果，関連4遺伝子が感染性腸炎後 IBS と関連することが明らかになった[13]．そのうち，2遺伝子は自然免疫の自他パターン認識に関係する分子である toll-like receptor 9（TLR9）遺伝子であった．1遺伝子は緊密接着蛋白をコードする E-cadherin-1（CDH1）遺伝子であった．もうひとつの遺伝子はサイトカインをコードする interleukin-6（IL-6）遺伝子であった．また，IBS では下部消化管粘膜の膜透過性の亢進があるが，glutamine synthetase 遺伝子（GLUL）の micro RNA-29a 発現増加が glutamine synthetase 生合成抑制を介して粘膜の透過性を亢進させる機序が示されている[14]．さらに，ナトリウムチャネル Nav1.5 をコードする SCN5A 遺伝子の G298S 変異が IBS 患者 584 例の 13 例，2.2% に認められた[15]．

　メタアナリシスにより，腫瘍壊死因子 TNFSF15 遺伝子と IBS の関連がオッズ比 1.19（95%CI 1.08〜1.31）で見出されている[16]．また，genome wide association study（GWAS）により，IBS では，第7染色体短腕 22.1 における KDEL endoplasmic reticulum protein retention receptor 2（KDELR2）ならびに glutamate receptorionotropic, delta 2（Grid2）interacting protein（GRID2IP）遺伝子の変異が見出されている[17]．

　遺伝子が関与する可能性がある病態に IBS にみられる性差がある[18]．メタアナリシスにより，男性よりも女性のほうが腹痛を訴えやすく，便秘型 IBS が多いこと，女性よりも男性のほうに下痢型 IBS が多いことが証明された．社会的性差の関与を否定することはできないものの，これらは，遺伝子と IBS 病態との関連を示すものである．

▌文献▌

1) Levy RL, Jones KR, Whitehead WE, et al. Irritable bowel syndrome in twins: heredity and social learning both contribute to etiology. Gastroenterology 2001; **121**: 799-804（横断）

2) Dinan TG, Cryan J, Shanahan F, et al. IBS: an epigenetic perspective. Nat Rev Gastroenterol Hepatol 2010; **7**: 465-471（メタ）

3) Camilleri M, Busciglio I, Carlson P, et al. Candidate genes and sensory functions in health and irritable bowel syndrome. Am J Physiol Gastrointest Liver Physiol 2008; **295**: G219-G225（ケースコントロール）

4) Fukudo S, Kanazawa M, Mizuno T, et al. Impact of serotonin transporter gene polymorphism on brain activation by colorectal distention. Neuroimage 2009; **47**: 946-951（ケースコントロール）

5) Kilpatrick LA, Mayer EA, Labus JS, et al. Serotonin transporter gene polymorphism modulates activity and connectivity within an emotional arousal network of healthy men during an aversive visceral stimu-

lus. PLoS One 2015; **10**: e0123183（ケースコントロール）

6）Kilpatrick LA, Labus JS, Coveleskie K, et al. The HTR3A polymorphism c. -42C>T is associated with amygdala responsiveness in patients with irritable bowel syndrome. Gastroenterology 2011; **140**: 1943-1951（ケースコントロール）

7）Zhu Y, Zheng G, Hu Z. Association between SERT insertion/deletion polymorphism and the risk of irritable bowel syndrome: A meta-analysis based on 7039 subjects. Gene 2018; **679**: 133-137（メタ）

8）Camilleri M, Carlson P, Zinsmeister AR, et al. Mitochondrial DNA and gastrointestinal motor and sensory functions in health and functional gastrointestinal disorders. Am J Physiol Gastrointest Liver Physiol 2009; **296**: G510-G516（ケースコントロール）

9）Sato N, Suzuki N, Sasaki A, et al. Corticotropin-releasing hormone receptor 1 gene variants in irritable bowel syndrome. PLos ONE 2012; **7**: e42450（ケースコントロール）

10）Komuro H, Sato N, Sasaki A, et al. Corticotropin-releasing hormone receptor 2 gene variants in irritable bowel syndrome. PLoS One 2016; **11**: e0147817（ケースコントロール）

11）Sasaki A, Sato N, Suzuki N, et al. Associations between single-nucleotide polymorphisms in corticotropin-releasing hormone-related genes and irritable bowel syndrome. PLoS One 2016; **11**: e0149322（ケースコントロール）

12）Orand A, Naliboff B, Gadd M, et al. Corticotropin-releasing hormone receptor 1 (CRH-R1) polymorphisms are associated with irritable bowel syndrome and acoustic startle response. Psychoneuroendocrinology 2016; **73**: 133-141（ケースコントロール）

13）Villani AC, Lemire M, Thabane M, et al. Genetic risk factors for post-infectious irritable bowel syndrome following a waterborne outbreak of gastroenteritis. Gastroenterology 2010; **138**: 1502-1513（ケースコントロール）

14）Zhou Q, Souba WW, Croce CM, et al. MicroRNA-29a regulates intestinal membrane permeability in patients with irritable bowel syndrome. Gut 2010; **59**: 775-784（ケースコントロール）

15）Saito YA, Strege PR, Tester DJ, et al. Sodium channel mutation in irritable bowel syndrome: evidence for an ion channelopathy. Am J Physiol Gastrointest Liver Physiol 2009; **296**: G211-G218（ケースコントロール）

16）Czogalla B, Schmitteckert S, Houghton LA, et al. A meta-analysis of immunogenetic Case-Control Association Studies in irritable bowel syndrome. Neurogastroenterol Motil 2015; **27**: 717-727（メタ）

17）Ek WE, Reznichenko A, Ripke S, et al. Exploring the genetics of irritable bowel syndrome: a GWA study in the general population and replication in multinational case-control cohorts. Gut 2015; **64**: 1774-1782（メタ）

18）Adeyemo MA, Spiegel BM, Chang L. Meta-analysis: do irritable bowel syndrome symptoms vary between men and women? Aliment Pharmacol Ther 2010; **32**: 738-755（メタ）

分類 (C, D, M, U) によって病態が異なるか？

回答

● IBS は分類 (C, D, M, U) 間で異なる病態と共通の病態がある.

▍解説▍

IBS は分類（便秘型，下痢型，混合型，分類不能型）間で異なる病態と共通の病態がある．IBS 分類のシステマティックレビューでは，一般人口において，米国（Manning 基準）は便秘型，下痢型，混合（交替）型がほぼ同数，欧州（Rome I 基準，Rome II 基準，自己申告）は便秘型と交替型が最多であった．プライマリケア（Rome I 基準，Rome II 基準）においては，交替型が最多であるが，消化器専門施設では，便秘型あるいは下痢型が最多である[1]．IBS（Rome II 基準）女性を 15 ヵ月追跡した研究では，便秘型 34%，下痢型 36%，混合型 31% であったものが，各々のなかの 25% 程度が 12 ヵ月以上同型にとどまり，残る 75% は他の 2 型のいずれかに少なくとも 1 回は移行していた[2]．

X 線不透過マーカーを用いて消化管通過時間を測定した研究では，Rome III 基準による便秘型，下痢型，混合型−分類不能型間で分類どおり消化管通過時間に違いが認められた[3]．しかし，便秘型で消化管通過遅延を認めたのは 15%，下痢型で消化管通過短縮を認めたのは 36% に過ぎない．バロスタットと大腸内圧を用いて大腸機能を測定した研究では，Rome III 基準による便秘型，下痢型，混合型，分類不能型間で内臓知覚過敏，大腸伸展刺激時の反射性の大腸運動亢進，摂食刺激下の大腸運動亢進について 4 群間の差はなかった[4]．Rome III 基準による混合型においては，toll-like receptor 2（TLR2）と 4（TLR4）の発現が健常者，下痢型 IBS，便秘型 IBS よりも増加しており，インターロイキン（IL-）8 と IL-1 β の増加を介して IBS 分類型を決める要因のひとつであることが示唆された[5]．

より新たな研究では，1,000 人の Rome III 基準を満たす IBS 患者が下痢型 25.6%，便秘型 29.6%，混合型 44.8% に分類され，重症度，腹痛の程度，quality of life（QOL），不安，うつ，身体化のいずれに関してもこれら 3 型間の差はなかった[6]．また，243 人の Rome III 基準を満たす IBS 患者は下痢型 23.1%，便秘型 22.2%，混合型 49.8%，分類不能型 4.9% に分類され，疾患特異的 QOL である IBS-QOL を IBS 分類型間で比較すると，便秘型よりも下痢型と混合型の QOL がより悪かった[7]．IBS 分類型間の差の検出は MRI と消化管通過時間でも試みられ，下痢型・混合型は，小腸の水分量が健常者よりも少なく，便秘型は，空腹時の横行結腸容量が健常者ならびに下痢型・混合型よりも大きく，全消化管通過時間が健常者ならびに下痢型よりも長かった[8]．また，IBS 患者の腸内細菌が型別に分析されており，主成分分析で IBS 患者全体が健常者と異なる位置を占め，酪酸産生菌が減少していた[9]．それだけでなく，下痢型，混合型，便秘型の順に群が分離され，下痢型と混合型の酪酸産生菌，メタン産生菌の減少が顕著であった[9]．IBS の分類の病態分析だけでなく，分類の表現型を決める決定要因の同定が必要である．

▌文献▌

1) Guilera M, Balboa A, Mearin F. Bowel habit subtypes and temporal patterns in irritable bowel syndrome: systematic review. Am J Gastroenterol 2005; **100**: 1174-1184（メタ）

2) Drossman DA, Morris CB, Hu Y, et al. A prospective assessment of bowel habit in irritable bowel syndrome in women: defining an alternator. Gastroenterology 2005; **128**: 580-589（コホート）

3) Törnblom H, Van Oudenhove L, Sadik R, et al. Colonic transit time and IBS symptoms: what's the link? Am J Gastroenterol 2012; **107**: 754-760（ケースコントロール）

4) Kanazawa M, Palsson OS, Thiwan SI, et al. Contributions of pain sensitivity and colonic motility to IBS symptom severity and predominant bowel habits. Am J Gastroenterol 2008; **103**: 2550-2561（ケースコントロール）

5) Belmonte L, Beutheu Youmba S, Bertiaux-Vandaële N, et al. Role of toll like receptors in irritable bowel syndrome: differential mucosal immune activation according to the disease subtype. PLoS One 2012; **7**: e42777（ケースコントロール）

6) Rey de Castro NG, Miller V, Carruthers HR, et al. Irritable bowel syndrome: a comparison of subtypes. Gastroenterol Hepatol 2015; **30**: 279-285（横断）

7) Singh P, Staller K, Barshop K, et al. Patients with irritable bowel syndrome-diarrhea have lower disease-specific quality of life than irritable bowel syndrome-constipation. World J Gastroenterol 2015; **21**: 8103-8109（横断）

8) Lam C, Chaddock G, Marciani Laurea L, et al. Distinct abnormalities of small bowel and regional colonic volumes in subtypes of irritable bowel syndrome Revealed by MRI. Am J Gastroenterol 2017; **112**: 346-355（ケースコントロール）

9) Pozuelo M, Panda S, Santiago A, et al. Reduction of butyrate- and methane-producing microorganisms in patients with irritable bowel syndrome. Sci Rep 2015; **5**: 12693（ケースコントロール）

第2章
診断

IBS の診断に Rome Ⅳ 基準は有用か？

回答

● IBS の診断に Rome Ⅳ 基準は有用である.

解説

　IBS の診断基準として最初に発表されたものは，1978 年に発表された Manning の診断基準であり，6 項目の診断基準のうち 3 項目以上該当するものを IBS と診断したが，症状の頻度や持続期間の設定がないため，器質的疾患の除外が難しいこともあり，有病率が高くなる傾向にあった．その後，1992 年に国際的な診断基準として Rome Ⅰ基準が発表され，1999 年により実用的な診断基準として Rome Ⅱ基準が発表され，広く用いられた[1]．さらに Rome Ⅱ基準の問題点を改良し，最新のエビデンスを集約して作成された基準が，2006 年 4 月に発表された Rome Ⅲ基準である[2,3]．Rome Ⅲ基準において変更となった点は，病悩期間の短縮と病型分類の変更である．病悩期間は，Rome Ⅱでは「過去 12 ヵ月の間に少なくとも 12 週間」であったが，Rome Ⅲ基準では「最近 3 ヵ月間のうち，少なくとも 1 ヵ月に 3 日以上」と大幅に短縮された．また，器質的疾患の除外を考慮し，「症状は診断時より少なくとも 6 ヵ月以前に発現し，少なくとも最近の 3 ヵ月において診断基準を満たすこと」という注釈がある．病型分類では，Rome Ⅱ基準では，下痢型，便秘型の 2 型のみであったために，どちらにも分類されない症例の扱いに難渋する場合があったが，Rome Ⅲ基準では，Bristol 便形状スケールに基づいた便形状の頻度により，便秘型 (IBS-C)，下痢型 (IBS-D)，混合型 (IBS-M)，分類不能型 (IBS-U) の 4 型に分類されることで，すべての症例の病型分類が可能となった．

　アイスランドの一般人口を対象とした 10 年間の検討 (1996 年/2006 年) では，Manning の診断基準による有病率は，それぞれ，31%/32%，Rome Ⅱ基準では，10%/13% であった[4]．また，10 年間の検討で，5.7% で症状の消失を認め，8.7% で新たに Rome Ⅲ基準を満たした．また，病型分類の割合に関しても変動があった．648 人の一般住民を対象とした検討では，慢性骨盤痛を有する 67 人の女性のうち，Manning の診断基準で 39%，Rome Ⅲ基準で 7% の IBS の合併があった[5]．Manning の診断基準と比較して Rome Ⅲ基準では，より均一な症例の抽出が可能となったといえる．

　成人 IBS 症例に対するメタアナリシスでは，Rome 基準による症状診断のみでは，完全に器質的疾患を除外することは困難であるが，不必要な検査を省略することが可能であり，有意に疾患の絞り込みが可能であるといえると評価されている[6]．しかし，80% の家庭医は IBS の診断基準を覚えておらず，実際に日常診療で診断基準を活用しているのは 4% であった．

　Rome Ⅲ基準での疫学的検証においては，論文数が十分とはいえないが，Rome Ⅱ基準においては，多数の疫学的検討が行われており，IBS 診断における有用性が証明されている．Rome Ⅲ作成にあたっては，多数の Rome Ⅱ基準に基づく疫学的データの統計学的検討が行われており，家庭環境，心理社会的要因，消化管運動異常，内臓知覚過敏，腸管炎症，腸内細菌，脳腸相関などのエビデンスを解析し，十分な検討が行われた[7]．

IBS の最新の診断基準は Rome Ⅳ である（**フローチャート** [p.xvii]）[8]．ここでは，下痢型（IBS with predominant diarrhea：IBS-D），便秘型（IBS with predominant constipation：IBS-C），混合型（IBS with mixed bowel habits：IBS-M），分類不能型（IBS unclassified：IBS-U）に分類する．IBS の診断基準は 2006 年の Rome Ⅲ の公刊後のデータ蓄積が非常に多く，そのデータに基づいて 2016 年に Rome Ⅳ に改訂された[8]．このため，わが国のガイドラインもまた，国際共通基準として積極的に Rome Ⅳ を使用すべきである．

Rome Ⅲ から Rome Ⅳ が変化した最大の要点は腹部不快感を診断要件から除外したことである[8]．腹部不快感が種々の要因を含み，曖昧な症状と考えられたことによる．また，腹痛の頻度が Rome Ⅲ では最近 3 ヵ月のなかの 1 ヵ月につき少なくとも 3 日以上であったが，Rome Ⅳ では，最近 3 ヵ月のなかの 1 週間につき少なくとも 1 日以上とより高頻度のものを病的であるとした．これは，臨床疫学のデータに基づいている．また，腹痛が，排便によって改善すること，腹痛が排便頻度の変化もしくは便形状の変化で始まること，という基準よりも一般化し，腹痛と便通異常が関連すること，と修正した[8]．また，便通異常による便秘型（IBS-C），下痢型（IBS-D），混合型（IBS-M），分類不能型（IBS-U）などの型分類も Rome Ⅳ 基準では便通異常があるときの便形状だけから明確に定義された[8]．診断においては国際的な共通性・汎用性，RCT やメタアナリシスなど主要なエビデンスとの直接性が求められる．わが国においても国際共通基準として積極的に Rome Ⅳ を使用し，わが国からのエビデンスのより積極的な発信を行うことが望ましい．

文献

1）Drossman DA, et al. RomeⅡ：The Functional Gastrointestinal Disorders, 2nd Ed, Degnon Associates, McLean, 2000（ガイドライン）
2）Longstreth GF, Thompson WG, Chey WD, et al. Functional bowel disorders. Gastroenterology 2006; **130**: 1480-1491（ガイドライン）
3）福土　審，ほか．ROMEⅢ（日本語版）The Functional Gastrointestinal Disorders, 3rd Ed, 協和企画，東京，2008
4）Olafsdottir LB, Gudjonsson H, Jonsdottir HH, et al. Stability of the irritable bowel syndrome and sub-groups as measured by three diagnostic criteria: a 10-year follow-up study. Aliment Pharmacol Ther 2010; **32**: 670-680（コホート）
5）Choung RS, Herrick LM, Locke GR 3rd, et al. Irritable bowel syndrome and chronic pelvic pain: a population-based study. J Clin Gastroenterol 2010; **44**: 696-701（コホート）
6）Jellema P, van der Windt DA, Schellevis FG, et al. Systematic review: accuracy of symptom-based criteria for diagnosis of irritable bowel syndrome in primary care. Aliment Pharmacol Ther 2009; **30**: 695-706（メタ）
7）Drossman DA. The functional gastrointestinal disorders and the RomeⅢ process. Gastroenterology 2006; **130**: 1377-1390（ガイドライン）
8）Lacy BE, Mearin F, Chang L, et al. Bowel Disorders. Gastroenterology 2016; **150**: 1393-1407（ガイドライン）

IBS の診断に大腸内視鏡検査は必須か？

推奨

●大腸内視鏡検査は，主に器質的疾患との鑑別診断において有用である．病理組織学的検査は治療抵抗性の鑑別診断や除外診断として有効である．IBS の診断に大腸内視鏡を行うことを提案する．

【推奨の強さ：**弱**（合意率 100%），エビデンスレベル：**B** 】

解説

IBS の診断における大腸内視鏡の有用性に対する疫学的検討は少ないが，IBS の病態生理の中心となる，内臓知覚過敏，消化管運動異常に注目して検討した論文が散見される．大腸内視鏡施行時の痛みに関して，Rome Ⅲ 基準に合致する IBS 症例と非 IBS 症例を 0〜100 の VAS スコアで評価すると，IBS 症例で有意にスコアが高く，症例を 31 点で分けた場合の IBS 診断の感度が86.1%，特異度が 75.9% であったという報告[1]がある．大腸内視鏡施行時の消化管運動異常に関しては，spasm が強い症例が IBS-D 症例で多いという報告があり，検査の施行は IBS 存在診断の一助となる[2]．また，大腸憩室の存在が，消化器症状に影響する可能性について言及した論文がある．しかし，65 歳以上の IBS 症例では，非 IBS 群と比較して，有意に大腸憩室があり（$p <$ 0.001），特に下痢型 IBS で多かった[3]という報告がある一方，IBS 群では，非 IBS 群と比較して，大腸憩室は多くなかった[4]という報告もあり，一定の見解は得られていない．

IBS 症例における大腸内視鏡施行と QOL に関する検討では，50 歳以下の IBS 症例における，SF-36 を用いた検討があるが，未施行群，1 年以上前に施行した群，1 年以内に施行した群の比較で，QOL に有意差はみられず，健康感に対する改善効果も認められなかった[5]．

4,178 人の大腸内視鏡を受けた患者の器質疾患発見率を Rome Ⅲ 基準に合致する患者と合致しない患者で比較した本邦の研究では，Rome Ⅲ 基準に合致する患者群で 10.3%，合致しない群で8.5% に器質疾患があり，Rome Ⅲ 基準が IBS の診断における器質疾患の除外をし得なかった[6]．現在の IBS の診断における大腸内視鏡位置づけとしては，Rome Ⅳ 基準においては必須の検査ではないが，特に警告徴候を有する症例に対する除外診断のために必要な検査であり，有用である（警告徴候の定義は**フローチャート**［p.xvi］参照）．また，警告徴候のない IBS が疑われている患者群においても大腸内視鏡による器質疾患発見率は 30.3% に及んだと報告され，IBS 患者に器質疾患が合併しないわけではないことも留意すべきである[4]．

胃腸炎などの炎症後に IBS を罹患する感染性腸炎後 IBS（post-infectious IBS：PI-IBS）の概念が考えられており，IBS の大腸粘膜には肥満細胞などが増加し，腹部症状の重症度との相関も示されている．さらに治療抵抗性症例のなかに microscopic colitis の症例が含まれる可能性も示唆され[7]，大腸内視鏡時の病理組織学的検査は主に鑑別診断として有効である．その他，好酸球性胃腸炎，collagenous colitis，アミロイドーシスなども鑑別診断として病理組織診断が有用である．特に microscopic colitis の診断には他の臨床検査では異常値がなく，病理組織診断のみが診断に有用である．これらのことから，治療抵抗性などの症例には病理組織学的検査を検討する

ことが必要と考える.

文献

1) Kim ES, Cheon JH, Park JJ, et al. Colonoscopy as an adjunctive method for the diagnosis of irritable bowel syndrome: focus on pain perception. J Gastroenterol Hepatol 2010; **25**: 1232-1238（ケースコントロール）
2) Mizukami T, Sugimoto S, Masaoka T, et al. Colonic dysmotility and morphological abnormality frequently detected in Japanese patients with irritable bowel syndrome. Intest Res 2017; **15**: 236-243（ケースコントロール）
3) Jung HK, Choung RS, Locke GR 3rd, et al. Diarrhea-predominant irritable bowel syndrome is associated with diverticular disease: a population-based study. Am J Gastroenterol 2010; **105**: 652-661（ケースコントロール）
4) Gu HX, Zhang YL, Zhi FC, et al. Organic colonic lesions in 3,332 patients with suspected irritable bowel syndrome and lacking warning signs, a retrospective case: control study. Int J Colorectal Dis 2011; **26**: 935-940（ケースコントロール）
5) Spiegel BM, Gralnek IM, Bolus R, et al. Is a negative colonoscopy associated with reassurance or improved health-related quality of life in irritable bowel syndrome? Gastrointest Endosc 2005; **62**: 892-899（ケースコントロール）
6) Ishihara S, Yashima K, Kushiyama Y, et al. Prevalence of organic colonic lesions in patients meeting RomeⅢ criteria for diagnosis of IBS: a prospective multi-center study utilizing colonoscopy. J Gastroenterol 2012; **47**: 1084-1090（ケースコントロール）
7) Limsui D, Pardi DS, Camilleri M, et al. Symptomatic overlap between irritable bowel syndrome and microscopic colitis. Inflamm Bowel Dis 2007; **13**: 175-181（非ランダム）

第2章　診断

IBS の鑑別診断に大腸内視鏡検査以外の臨床検査は有用か？

推奨

●IBS の鑑別診断に大腸内視鏡検査以外の臨床検査：大腸以外の内視鏡・画像検査，検体検査（糞便，血液，尿）は有用であり，IBS の鑑別診断のために行うよう推奨する． 【推奨の強さ：強（合意率 91％），エビデンスレベル：B】

解説

IBS の診断において，特に病歴や身体所見などで警告徴候を認める症例では，鑑別診断のために画像診断に加えて，血液，尿，糞便検査などの検体検査を行う必要がある．IBS との鑑別における診断精度研究のエビデンスは不十分であるが，糖尿病性神経障害や甲状腺機能異常症などの内分泌，代謝疾患による消化管運動異常の鑑別のために，甲状腺ホルモン（TSH）や血糖などの血液生化学検査や尿検査が必要であり，大腸癌や悪性リンパ腫などの悪性疾患との鑑別においては，下部消化管内視鏡に加えて，貧血の有無などを含めた，血液生化学検査が必要である．また，寄生虫疾患が疑われる症例では，糞便虫卵検査を行う必要がある．エビデンスに基づき，本邦でも IBS の診断，治療指針が作成されており[1]，実際の臨床場面において，腹痛，便通異常を有する患者に対して，どのようなアプローチを行い，IBS 診断を行うかについてのフローチャートが示されている．特に警告徴候を有する症例では，除外診断のために適切な検査を行う必要がある（警告徴候の定義は診断フローチャート参照）．また，海外からは IBS-D の診断に必要な臨床検査のガイドラインが作成されている[2]．

炎症性腸疾患（inflammatory bowel disease：IBD）との鑑別においては，検体検査に関しての診断精度研究が散見される．血清 C-reactive protein（CRP）や赤沈などの炎症マーカーの感度は 70％程度，特異度は 60％程度であったのに対して，便中マーカーである calprotectin は感度 100％，特異度 79％と鑑別に有効であった[3]．また，健常者，IBS，IBD 群の直接の比較検討で，便中マーカーである lactoferrin，calprotectin は IBD 群で有意に高値であったのに対して，血清 CRP，赤沈単独では有意差が得られなかった[4]．CRP，赤沈，lactoferrin，calprotectin の有用性に関するメタアナリシスでは CRP や calprotectin の有用性が示され，赤沈や lactoferrin は若干臨床的有用性が弱かった[5]．IBD の便中マーカーである matrix metalloproteinase-9（MMP-9）も IBS-D では上昇せず，鑑別に有用とされる[6]．calprotectin は複数の文献で有効性が示されており，炎症性腸疾患と IBS の鑑別において，有効性が示され，大腸内視鏡検査をすべき患者の選択にも有用と考えられている[7]．便潜血反応検査は特異度 93％であるが感度は 65％と報告され，若干臨床的有用性が弱かった[8]．

海外からの報告では下痢型 IBS のなかに celiac 病が存在する可能性は健常者の 4 倍と考えられており[9]，鑑別としての有効性が提案され抗トランスグルタミナーゼ抗体，抗エンドミシアル抗体がスクリーニングに行われている．また，末梢血の免疫学的検査だけでは IBS が疑われている患者から celiac 病と診断するのには不十分で，組織学的な証明の必要性が報告されている[10]．上部消化管内視鏡検査に関しての費用対効果が検討され，IBS の罹病期間の検討で，罹患後，3

年未満，3〜10年，10年以上の検討で，コストの差はなかった[11]．IBS 治療を行っても症状が改善しない下痢型 IBS と診断された症例に対して，経験的 IBS 治療を行った群と，末梢血の免疫学的検査が陽性者への上部内視鏡を施行し小腸生検で診断した群の費用対効果における比較では，両群に差がなかったと報告されている[12]．本邦では海外よりも celiac 病の有病率は極めて低いことから[13]，上部消化管内視鏡の費用対効果は海外よりも劣ると考えられる．また，下痢型 IBS と診断された症例で gluten 摂取群では gluten-free と比較して腹部症状が増悪することから下痢型 IBS のなかに non-celiac gluten intolerance が存在すると考えられている[14]．下痢型 IBS のうち食物過敏性（food hypersensitivity：FH）は約 20％に認められ，FH の検査は食事療法の観点から有用である[15]．

　胆汁性下痢は慢性下痢をきたすが，下痢型 IBS と診断されている症例が少なくないと考えられており，18 の研究の解析では下痢型 IBS と診断された患者の 10％に重度の胆汁吸収障害，32％に中等度の，26％に軽度の胆汁吸収障害があり，多くの患者で吸着療法が有効だった[16]．胆汁性下痢症の診断には，従来 75 selenium homotaurocholic acid test が行われてきたが実施できる地域は限定的だった．近年空腹時の血清 C4 や fibroblast growth factor 19（FGF19）など簡易的な検査の有効性が報告された[17]．

　腹部 X 線検査，腹部 CT に関しては，IBS 診断におけるエビデンスの評価に有用な文献は検索できなかったが，日常診療においては，腹部症状に応じた検査を行い，除外診断を行うことは診断に有用である．

文献

1）小牧　元，久保千春，福士　審（編）．過敏性腸症候群．心身症診断・治療ガイドライン 2006，協和企画，東京，2006: p.11-40（ガイドライン）

2）Smalley W, Falck-Ytter C, Carrasco-Labra A, et al. AGA clinical practice guidelines on the laboratory evaluation of functional diarrhea and diarrhea-predominant irritable bowel syndrome in adults (IBS-D). Gastroenterology 2019; **157**: 851-854（ガイドライン）［検索期間外文献］

3）Dolwani S, Metzner M, Wassell JJ, et al. Diagnostic accuracy of faecal calprotectin estimation in prediction of abnormal small bowel radiology. Aliment Pharmacol Ther 2004; **20**: 615-621（ケースコントロール）

4）Schoepfer AM, Trummler M, Seeholzer P, et al. Discriminating IBD from IBS: comparison of the test performance of fecal markers, blood leukocytes, CRP, and IBD antibodies. Inflamm Bowel Dis 2008; **14**: 32-39（ケースコントロール）

5）Menees SB, Powell C, Kurlander J, et al. A meta-analysis of the utility of C-reactive protein, erythrocyte sedimentation rate, fecal calprotectin, and fecal lactoferrin to exclude inflammatory bowel disease in adults with IBS. Am J Gastroenterol 2015; **110**: 444-454（メタ）

6）Annaházi A, Molnár T, Farkas K, et al. Fecal MMP-9: a new noninvasive differential diagnostic and activity marker in ulcerative colitis. Inflamm Bowel Dis 2013; **19**: 316-320（ケースコントロール）

7）Caviglia GP, Pantaleoni S, Touscoz GA, et al. Fecal calprotectin is an effective diagnostic tool that differentiates inflammatory from functional intestinal disorders. Scand J Gastroenterol 2014; **49**: 1419-1424（ケースコントロール）

8）Fu Y, Wang L, Xie C, et al. Comparison of non-invasive biomarkers faecal BAFF, calprotectin and FOBT in discriminating IBS from IBD and evaluation of intestinal inflammation. Sci Rep 2017; **7**: 2669（ケースコントロール）

9）Ford AC, Chey WD, Talley NJ, et al. Yield of diagnostic tests for celiac disease in individuals with symptoms suggestive of irritable bowel syndrome: systematic review and meta-analysis. Arch Intern Med 2009; **169**: 651-658（メタ）

10）Irvine AJ, Chey WD, Ford AC, et al. Screening for celiac disease in irritable bowel syndrome: an updated systematic review and meta-analysis. Am J Gastroenterol 2017; **112**: 65-76（メタ）

11）Hillilä MT, Färkkilä NJ, Färkkilä MA. Societal costs for irritable bowel syndrome: a population based study. Scand J Gastroenterol 2010; **45**: 582-591（ケースコントロール）

12）Spiegel BM, DeRosa VP, Gralnek IM, et al. Testing for celiac sprue in irritable bowel syndrome with predominant diarrhea: a cost-effectiveness analysis. Gastroenterology 2004; **126**: 1721-1732（コホート）

13) Fukunaga M, Ishimura N, Fukuyama C, et al. Celiac disease in non-clinical populations of Japan. J Gastroenterol 2018; **53**: 208-214（コホート）

14) Biesiekierski JR, Sci BA, Newnham ED, et al. Gluten causes gastrointestinal symptoms in subjects without celiac disease: a double-blind randomized placebo-controlled trial. Am J Gastroenterol 2011; **106**: 508-514（ランダム）

15) Carroccio A, Brusca I, Mansueto P, et al. A cytologic assay for diagnosis of food hypersensitivity in patients with irritable bowel syndrome. Clin Gastroenterol Hepatol 2010; **8**: 254-260（ランダム）

16) Wedlake L, A'Hern R, Russell D, et al. Systematic review: the prevalence of idiopathic bile acid malabsorption as diagnosed by SeHCAT scanning in patients with diarrhoea-predominant irritable bowel syndrome. Aliment Pharmacol Ther 2009; **30**: 707-717（メタ）

17) Valentin N, Camilleri M, Altayar O, et al. Biomarkers for bile acid diarrhoea in functional bowel disorder with diarrhoea: a systematic review and meta-analysis. Gut 2016; **65**: 1951-1959（メタ）

CQ 2-3

IBS の存在診断に大腸内視鏡検査以外の臨床検査は有用か？

推奨

- IBS の存在診断に大腸内視鏡検査以外の臨床検査は IBS を診断する確実な指標とはならないが，IBS 患者と健常者で有意差を認める報告もあり，行うよう提案する． 【推奨の強さ：**弱**（合意率 100%），エビデンスレベル：**B**】

解説

　IBS の存在診断における大腸以外の内視鏡・画像検査の有用性に対する疫学的検討は少ない．IBS の大腸運動は，corticotropin-releasing hormone（CRH），cholecystokinin（CCK），心理的ストレスなどに過反応を示すとされ消化管機能検査が診断の補助として有用である．IBS 患者のうちで消化管運動の異常が認められる頻度は 25～75% 程度であり，IBS 診断の確実な指標とはならない．下痢型では食後に糞便通過を促進させる口側から肛門側への高振幅な大腸収縮波（high amplitude propagating contractions：HAPCs）の発現頻度が増加し，大腸通過時間の短縮を認め，便秘型では HAPCs の発生が少なく通過時間の延長を認めるとされる．体表面からの超音波検査による大腸運動の評価では，空腹時の S 状結腸の観察で，IBS 群の大腸収縮が亢進していたと報告があり，食後の S 状結腸の観察では，RomeⅡ基準で抽出した IBS 症例 9 例とコントロール 4 例の比較で，便秘型 IBS で分節運動が亢進しており，一方，下痢型 IBS では順方向への腸管内容物の輸送の亢進がみられた[1]．超音波検査は非侵襲的な検査であり，腸管運動の評価に対しての有用性が期待される．現時点では報告が少ないため，今後のさらなるエビデンスの集積が必要である．また，バロスタットにより大腸に伸展刺激を加えると，IBS では消化管痛覚閾値の低下を認め，健常者が消化管知覚を自覚する刺激に対してより強く消化管知覚を自覚し，直腸肛門機能検査では，直腸コンプライアンス低下と内圧上昇のいずれかもしくは両方が認められる[2]．さらに，消化管通過時間検査としての呼気試験では腸管内の細菌増殖が影響している可能性がある[3~5]．消化管運動異常の有無，種類およびその程度を把握することは IBS のサブタイプ診断などの観点から有用である．fMRI（functional magnetic resonance imaging）による機能的脳活動の画像化が発展し，IBS 患者では直腸の刺激で異常な脳活動が惹起されることや[6,7]，IBS-C と IBS-D で脳活動パターンに違いがあることが報告され，将来診断に有用になる可能性がある[8]．

　超音波検査による胆嚢の収縮運動では，空腹時と食事負荷後の胆嚢容量の比較で，対照群と比較して IBS 群で胆嚢運動が亢進していた[9,10]．2 文献で同様の結果であり，IBS と胆嚢収縮運動の関連が示唆されるが，例数が少ないこと，IBS との直接の関連については不明であり，今後の検討が必要である．

　IBS の診断指標（バイオマーカー）としては糞便中のクロモグラニン B 低値およびセクレトグラニンⅡ高値の報告[11]や 10 種の血清バイオマーカーを組み合わせて診断を試みた報告があるが，今のところは確立したものではない[12]．

文献

1) 楠　裕明，鎌田智有，佐藤元紀，ほか．体外式超音波による運動機能測定．日本臨牀 2006; **64**: 1461-1466 （ケースコントロール）

2) Cash BD, Schoenfeld P, Chey WD. The utility of diagnostic tests in irritable bowel syndrome patients: a systematic review. Am J Gastroenterol 2002; **97**: 2812-2819 （メタ）

3) Spiller R, Aziz Q, Creed F, et al. Guidelines on the irritable bowel syndrome: mechanisms and practical management. Gut 2007; **56**: 1770-1798 （ガイドライン）

4) Shah ED, Basseri RJ, Chong K, et al. Abnormal breath testing in IBS: a meta-analysis. Dig Dis Sci 2010; **55**: 2441-2449 （メタ）

5) Pimentel M, Chow EJ, Lin HC. Normalization of lactulose breath testing correlates with symptom improvement in irritable bowel syndrome: a double-blind, randomized, placebo-controlled study. Am J Gastroenterol 2003; **98**: 412-419 （ランダム）

6) Yuan YZ, Tao RJ, Xu B, et al. Functional brain imaging in irritable bowel syndrome with rectal balloon-distention by using fMRI. World J Gastroenterol 2003; **9**: 1356-1360 （ケースコントロール）

7) Song GH, Venkatraman V, Ho KY, et al. Cortical effects of anticipation and endogenous modulation of visceral pain assessed by functional brain MRI in irritable bowel syndrome patients and healthy controls. Pain 2006; **126**: 79-90 （ケースコントロール）

8) Guleria A, Karyampudi A, Singh R, et al. Mapping of brain activations to rectal balloon distension stimuli in male patients with irritable bowel syndrome using functional magnetic resonance imaging. J Neurogastroenterol Motil. 2017; **23**: 415-427 （ケースコントロール）

9) Guliter S, Yilmaz S, Yakaryilmaz F, et al. Evaluation of gallbladder motility in patients with irritable bowel syndrome. Swiss Med Wkly 2005; **135**: 407-411 （ケースコントロール）

10) Güçlü M, Pourbagher A, Serin E, et al. Ultrasonographic evaluation of gallbladder functions in patients with irritable bowel syndrome. J Gastroenterol Hepatol 2006; **21**: 1309-1312 （ケースコントロール）

11) Ohman L, Stridsberg M, Isaksson S, et al. Altered levels of fecal chromogranins and secretogranins in IBS: relevance for pathophysiology and symptoms? Am J Gastroenterol 2012; **107**: 440-447 （ケースコントロール）

12) Lembo AJ, Neri B, Tolley J, et al. Use of serum biomarkers in a diagnostic test for irritable bowel syndrome. Aliment Pharmacol Ther 2009; **29**: 834-842 （ケースコントロール）

CQ 2-4

IBS の経過観察に臨床検査は有用か？

推奨

● IBS の経過観察に臨床検査は有用である．IBS の経過観察中に臨床検査を実施することを強く推奨する．

【推奨の強さ：強（合意率 100％），エビデンスレベル：A】

解説

　IBS 患者を経過観察した 14 研究を系統レビューした結果，6 個が分析に足る水準であり，6 ヵ月から 6 年の観察期間中，2～5％に器質的消化器病が診断されている[1]．IBS 患者の症状は，2～18％が悪化，30～50％が不変，残りが改善または消失であった．IBS 症状増悪の予測因子は元々の不安，うつ，身体化と手術歴である[1]．IBS 患者 57,851 例を 10 年間追跡したコホート研究では，最初の 3 ヵ月の結腸癌の標準化発症比（SIR）8.42（95％CI 6.48～10.75），直腸癌の標準化発症比 4.81（2.85～7.60）であったが，その後 4～10 年間の結腸癌・直腸癌の標準化発症比は継続して 0.95 以下であった（表 1）[2]．IBS 患者 91,746 例と対照患者 182,492 例を 10 年間追跡し

	All 57851 IBS patients			19150 IBS patients with known colonoscopy[a]		
	Observed cancers, N	Expected cancers, N	SIR (95%CI)	Observed cancers, N	Expected cancers, N	SIR (95%CI)
Total	407	358.6	1.14 (1.03−1.25)	56	54.3	1.03 (0.78−1.34)
Follw-up						
≤3 months	64	7.6	8.42 (6.48−10.75)	26	2.4	10.77 (7.03−15.78)
4-12 months	34	22.8	1.49 (1.03−2.08)	3	7.1	0.42 (0.09−1.24)
2nd and 3rd year	62	57.4	1.08 (0.83−1.39)	9	16.6	0.54 (0.25−1.03)
4th and 5th year	41	50.8	0.81 (0.58−1.10)	7	12.5	0.56 (0.22−1.15)
6th to 10th year	89	95.3	0.93 (0.75−1.15)	11	14.1	0.78 (0.39−1.39)
>10 years	117	124.7	0.94 (0.78−1.12)	0	1.6	−
Gender						
Women	302	253.1	1.19 (1.06−1.34)	34	35.0	0.97 (0.67−1.36)
Men	105	105.5	1.00 (0.81−1.21)	22	19.3	1.14 (0.71−1.73)
Age						
<20 years	0	0.3	−	0		
20-39 years	25	16.5	1.52 (0.98−2.24)	5	0.9	5.47 (1.77−12.75)
40-49 years	43	36.7	1.17 (0.85−1.58)	1	3.2	0.31 (0.01−1.73)
50-59 years	88	78.5	1.12 (0.90−1.38)	12	10.7	1.12 (0.58−1.95)
60-69 years	113	107.5	1.05 (0.87−1.26)	13	17.4	0.75 (0.40−1.28)
70-79 years	96	91.3	1.05 (0.85−1.28)	18	16.3	1.10 (0.65−1.74)
>80 years	42	27.8	1.51 (1.09−2.04)	7	5.7	1.23 (0.49−2.53)

Abbreviations: IBS=irritable bowel syndrome; CI=confidence interval; SIR=standardised incidence ratio.
[a] Colonoscopy or flexible sigmoidoscopy.

表 1　IBS と経過観察中の大腸癌の発生
　（Nørgaard M, et al. Br J Cancer 2011; 104: 1202-1206 [2] より許諾を得て転載）

た後方視的コホート研究では，結腸直腸癌のリスクが最初の2年間高く，2年後からはリスクが消失した[3]．以上は，IBSの診断初期には大腸癌との鑑別が不十分な症例が含まれている可能性を意味する．IBSの診断が正しければ，IBSは大腸癌のリスクを高めない，というIBS患者493例と対照患者2,773例を5年間追跡した症例対照研究の結果[4]に一致してくる．1982〜1987年あるいは1999〜2004年の5年間のコホート集団から，IBS患者7,278例を抽出して2013年まで追跡した研究では，IBSは重篤な消化器病にも死亡率の上昇にも関係しなかった[5]．IBS患者は大腸癌のような重篤な疾患に罹患することへの不安も持っている[4]．よって，IBSと器質的消化器病の鑑別診断を診断初期に十分に実施することが重要であるだけでなく，IBS診断後3年間は特に間欠的に臨床検査を適宜実施し，経過観察するべきである．

　経過観察中に実施すべき臨床検査の内容を決定付ける大規模研究はなされていない．しかし，便潜血検査，炎症反応，末梢血球数算定を主体に実施し，これらに異常を認めた場合には，大腸内視鏡をはじめとする画像検査を実施するのが通常よく実施されている方法である．IBSと炎症性腸疾患の鑑別には，便潜血検査や便中calprotectinが使用されるが，便中calprotectinと便中B cell-activating factor（BAFF）を組み合わせると，感度94%，特異度93%，陽性的中率98%，陰性的中率81%を達成できる[6]．小児においても，Rome Ⅲ診断基準と警告症状の有無のみでIBSと器質的消化器病を鑑別することは不可能である[7]．IBSの経過観察中にはうつ病や不安症が生じるだけでなく，パーキンソン病[8]，アルツハイマー型認知症[9]，非アルツハイマー型認知症[9]が生じうる．

　IBSの症状は変動するが[10]，その一方で，IBSの安定性はRome Ⅲ診断基準を満たすほど増し，3年後も基準を満たす症例が増加する[11]．IBS症状を持つ者がプライマリケア医を受診する要因として女性，低いquality of life（QOL），並存するディスペプシア症状が分析されている[12]．いったんついたIBSの診断が覆る可能性は多くないが欧米においてはceliac病との鑑別を留意すべきとされる[13]．プライマリケアでは，55歳以上のIBS患者に対しては，直腸指診，血中ヘモグロビン測定，大腸内視鏡の実施が推奨されている[14]．プライマリケアにおいては，IBS患者の経過観察に際して特に医師-患者関係を良好にすることが推奨される[15]．

文献

1) El-Serag HB, Pilgrim P, Schoenfeld P. Systemic review: Natural history of irritable bowel syndrome. Aliment Pharmacol Ther 2004; **19**: 861-870（メタ）

2) Nørgaard M, Farkas DK, Pedersen L, et al. Irritable bowel syndrome and risk of colorectal cancer: a Danish nationwide cohort study. Br J Cancer 2011; **104**: 1202-1206（コホート）［ハンドサーチ］

3) Hsiao CW, Huang WY, Ke TW, et al. Association between irritable bowel syndrome and colorectal cancer: a nationwide population-based study. Eur J Intern Med 2014; **25**: 82-86（コホート）

4) Faresjo A, Grodzinsky E, Hallert C, et al. Patients with irritable bowel syndrome are more burdened by comorbidity and worry about serious diseases than healthy controls: eight years follow-up of IBS patients in primary care. BMC Public Health 2013; **13**: 832（ケースコントロール）

5) Heinsvig Poulsen C, Falgaard Eplov L, Hjorthoj C, et al. Gastrointestinal symptoms related to the irritable bowel syndrome: a longitudinal population-based register study. Scand J Gastroenterol 2016; **51**: 420-426（コホート）

6) Fu Y, Wang L, Xie C, et al. Comparison of non-invasive biomarkers faecal BAFF, calprotectin and FOBT in discriminating IBS from IBD and evaluation of intestinal inflammation. Sci Rep 2017; **7**: 2669（ケースコントロール）［ハンドサーチ］

7) Gijsbers CF, Benninga MA, Schweizer JJ, et al. Validation of the Rome Ⅲ criteria and alarm symptoms for recurrent abdominal pain in children. J Pediatr Gastroenterol Nutr 2014; **58**: 779-785（コホート）

8) Lai SW, Liao KF, Lin CL, et al. Irritable bowel syndrome correlates with increased risk of Parkinson's disease in Taiwan. Eur J Epidemiol 2014; **29**: 57-62（コホート）

9) Chen CH, Lin CL, Kao CH. Irritable bowel syndrome is associated with an increased risk of dementia: a

nationwide population-based study. PLoS One 2016; **11**: e0144589（コホート）［ハンドサーチ］

10) Williams RE, Black CL, Kim HY, et al. Stability of irritable bowel syndrome using a Rome Ⅱ -based classification. Aliment Pharmacol Ther 2006; **23**: 197-205（コホート）

11) Krogsgaard LR, Engsbro AL, Jones MP, et al. The epidemiology of irritable bowel syndrome: Symptom development over a 3-year period in Denmark. A prospective, population-based cohort study. Neurogastroenterol Motil 2017; **29**: e12986（コホート）

12) Ford AC, Forman D, Bailey AG, et al. Irritable bowel syndrome: a 10-yr natural history of symptoms and factors that influence consultation behavior. Am J Gastroenterol 2008; **103**: 1229-1239（コホート）

13) Ford AC. Management of irritable bowel syndrome. Minerva Gastroenterol Dietol 2009; 55: 273-287（メタ）

14) Rubin G, De Wit N, Meineche-Schmidt V, et al. The diagnosis of IBS in primary care: consensus development using nominal group technique. Fam Pract 2006; **23**: 687-692（ガイドライン）

15) Dhaliwal SK, Hunt RH. Doctor-patient interaction for irritable bowel syndrome in primary care: a systematic perspective. Eur J Gastroenterol Hepatol 2004; **16**: 1161-1166（メタ）

第3章
治療

IBS に食事指導・食事療法は有用か？

推 奨

● IBS 症状を誘発しやすい食品（脂質，カフェイン類，香辛料を多く含む食品やミルク，乳製品など）を控えることは有用であり，提案する．
【推奨の強さ：**弱**（合意率 100%），エビデンスレベル：**B**】

解説

　IBS 症状を軽減するための食事に関する一般的な指導として，規則的な食事摂取，十分な水分（非カフェイン類）の摂取があげられる．IBS 症状をきたしやすいといわれている食事内容は，脂質，カフェイン類，香辛料を多く含む食品といわれている[1]．脂質が多い食事は，様々な研究において IBS 症状を増悪させることが報告されている[2]．またランダム化試験にて，十二指腸への脂質注入が消化管症状の増悪をきたすことが明らかになっている[3]．カフェイン類は，大腸，特に直腸 S 状結腸の運動を刺激し，IBS 症状を増悪させる[4]．香辛料に関しては，red chili（赤唐辛子）などを使用した料理と IBS 症状の関連性に関して，red chili の主成分であるカプサイシンが消化管運動を亢進させ，腹部灼熱感や痛みにつながるといわれている[5]．また，その後の観察研究においても，胡椒，カレー，生姜，シナモン，ターメリックなどを多く含む食品摂取頻度と IBS の罹患率に有意な関連があると報告されている[6]．ミルクや乳製品に関して，ラクトース（乳糖）不耐症の IBS 患者においては，ミルクや乳製品の摂取により下痢が誘発される．このような患者においては，ラクトース制限食を 6 週間摂取することにより，IBS 症状が有意に改善されたと報告されている[7]．

　以上の研究報告により，IBS 症状を誘発しやすい上記食品を控えることが，IBS 症状の軽減につながり，またこれらの食事制限の指導に関しては，日常臨床においても十分対応可能なことであり推奨する．

　IgG 抗体に基づく抗原除去食は，IBS 症状を改善させ，生活の質を向上させるというランダム試験の報告がある．150 名の IBS 患者に対して，IgG 抗体上昇を認める食品をすべて除去した食事を摂取する群（除去食群）と IgG 抗体値と無関係の同数の食品を除去した食事を摂取する群（コントロール群）に分け，3 ヵ月間，経過観察したところ，除去食群ではコントロール群に比べて IBS 症状スコアが 38.5 ポイント軽減していた（−100 ポイント vs. −61.5 ポイント，$p=$ 0.024）[8]．IgG に基づく抗原除去食は IBS 症状の軽減に有用である可能性が示唆されるが，IgG テスト施行にかかる費用負担や同検査の臨床的妥当性の検討などの課題が残されている．

　欧米では IBS 患者の食事として短鎖炭水化物（fermentable［発酵性］，oligosaccharides［オリゴ糖］，disaccharides［二糖類］，monosaccharides［単糖類］ and polyols［糖アルコール］）を多く含む食事を避けることが IBS の症状を抑えると報告されている[9,10]．これらの成分はその頭文字をとり FODMAP と呼ばれる．小麦，タマネギ，ひよこ豆，レンズ豆，リンゴ，トウモロコシ，牛乳，ヨーグルト，はちみつなどは FODMAP を多く含む代表的な食品である[9]．FODMAP は小腸で分解・吸収されにくく，そのまま大腸にいたり，腸内細菌にて迅速に発酵・分解され，

水素ガスやメタンガスなどを発生，高浸透圧性により腸管内に水分を引き込む特徴を持つ．IBS患者では，低 FODMAP 食の摂取により，一般の食事に比べ，IBS 症状を軽減することが欧米を中心に複数の無作為比較試験より示されている[9~12)]が，本邦における低 FODMAP 食の受容性，有効性に関してはさらなる検討が必要である．

　IBS 患者に対する食事指導・食事療法に関しては，すべての患者に共通した有用な事項と個々に異なる対応事項とに分けて検討することが必要である．間食や欠食を慎み，規則的な食事習慣を心がけることはすべての患者に共通する項目である．一方，IBS 症状を助長させる食品や食事成分を認識し，制限することは患者ごとに対応するべき項目である．

▌文献▐

1) Shepherd SJ, Parker FC, Muir JG, Gibson PR. Dietary triggers of abdominal symptoms in patients with irritable bowel syndrome: randomized placebo-controlled evidence. Clin Gastroenterol Hepatol 2008; **6**: 765-771（ランダム）
2) Böhn L, Störsrud S, Törnblom H, et al. Self-reported food-related gastrointestinal symptoms in IBS are common and associated with more severe symptoms and reduced quality of life. Am J Gastroenterol 2013; **108**: 634-641（横断）
3) Serra J, Salvioli B, Azpiroz F, et al. Lipid-induced intestinal gas retention in irritable bowel syndrome. Gastroenterology 2002; **123**: 700-706（ランダム）
4) Singh R, Salem A, Nanavati J, Mullin GE. The Role of Diet in the Treatment of Irritable Bowel Syndrome: A Systematic Review. Gastroenterol Clin North Am 2018; **47**: 107-137（メタ）
5) Bortolotti M, Porta S. Effect of red pepper on symptoms of irritable bowel syndrome: preliminary study. Dig Dis Sci 2011; **56**: 3288-3295（ランダム）
6) Esmaillzadeh A, Keshteli AH, Hajishafiee M, et al. Consumption of spicy foods and the prevalence of irritable bowel syndrome. World J Gastroenterol 2013; **19**: 6465-6471（横断）
7) Böhmer CJ, Tuynman HA. The clinical relevance of lactose malabsorption in irritable bowel syndrome. Eur J Gastroenterol Hepatol 1996; **8**: 1013-1016（非ランダム）
8) Atkinson W, Sheldon TA, Shaath N, et al. Food elimination based on IgG antibodies in irritable bowel syndrome: a randomized controlled trial. Gut 2004; **53**: 1459-1464（ランダム）
9) Staudacher HM, Whelan K, Irving PM, et al. Comparison of symptom response following advice for a diet low in fermentable carbohydrates (FODMAPs) versus standard dietary advice in patients with irritable bowel syndrome. J Hum Nutr Diet 2011; **24**: 487-495（ランダム）
10) Staudacher HM, Lomer MC, Anderson JL, et al. Fermentable carbohydrate restriction reduces luminal bifidobacteria and gastrointestinal symptoms in patients with irritable bowel syndrome. J Nutr 2012; **142**: 1510-1518（ランダム）
11) Halmos EP, Power VA, Shepherd SJ, et al. A diet low in FODMAPs reduces symptoms of irritable bowel syndrome. Gastroenterology 2014; **146**: 67-75.e5（ランダム）
12) Böhn L, Störsrud S, Liljebo T, et al. Diet low in FODMAPs reduces symptoms of irritable bowel syndrome as well as traditional dietary advice: a randomized controlled trial. Gastroenterology 2015; **149**: 1399-1407（ランダム）

IBS に食事以外の生活習慣の改善・変更は有用か？

推 奨

● IBS に運動療法は有用であり，行うよう提案する．その他の生活習慣（喫煙や飲酒，睡眠の障害）を改善・変更することによる IBS 症状の改善に関しては明瞭なエビデンスはない．

【推奨の強さ：**弱**（合意率 92%），エビデンスレベル：**B**】

解説

　食事以外の生活習慣の改善・変更として，運動とその他の生活習慣（喫煙，飲酒，睡眠障害）をとりあげ，IBS に対する有用性の有無を検討した．

　運動療法に関しては以下のとおりである．102 名の IBS 患者を対象として，専門のスタッフの助言のもとでの適度の運動が IBS 症状にどのような影響を与えるのかを検討するをランダム試験が 2011 年に報告された．全体で 27% 程度の試験脱落率はやや高いものの，適度な運動を行ったグループでは IBS 症状スコアの有意な改善を認めた（図 1）．同様に腸管外症状（嘔吐，ゲップ，満腹感，倦怠感，筋肉痛，胸やけ，排尿障害）の有意な改善を認めた[1]．

　上記ランダム試験の対象者のうち，開始時のデータが確保され，かつ経過観察試験に同意された 39 名の IBS 患者では，平均観察期間 5.2 年の経過観察中，IBS 症状スコアの有意な改善を認めた（図 2）[2]．また，IBS 患者に対する 14 報のランダム試験のシステマティックレビューにおいて，研究方法におけるバイアスに注意しなければならないものの，ヨガ，ウォーキング，エアロビクスなどの運動は IBS の治療として効果があると述べている[3]．以上より，適切な助言のもとでの運動は IBS 症状を改善するといえる．

　睡眠障害と IBS に関して，20 歳から 95 歳の 2,296 名の米国人に対する自記式質問票での調査では，IBS は睡眠障害と有意に関連している（オッズ比 1.6，95% CI 1.1〜2.2）と報告があり[4]，最近のシステマティックレビューでも，同様の傾向が認められる[5]．日本における横断研究においても，睡眠導入が困難なグループでは IBS の頻度が高くなるという結果が報じられている[6]．しかし，睡眠障害を修正することによる IBS 症状の改善に関しては明瞭なエビデンスは示されていない．アルコール摂取に関しては，観察研究において，短期間に多量のアルコール摂取（ワイン 120 mL/日以上，ビール 240 mL/日以上，ウイスキー等 30 mL/日以上）を行うことは，下痢症状の増悪と関連がみられる（$p<0.01$）が，軽度から中等量の摂取では，IBS 症状の増悪との有意な関連性は確認されておらず[7]，アルコール摂取習慣の改善・変更による IBS 症状の改善に関しては明瞭なエビデンスは認めない．同様に，喫煙と IBS 症状に関しては，有意な関連性は示されていない[5]．以上より，IBS に運動療法は有用であり，適切な指導のもとでの施行を提案するが，その他の生活習慣（喫煙や飲酒，睡眠の障害）を改善・変更することによる IBS 症状の改善に関しては，現時点では明瞭なエビデンスはない．

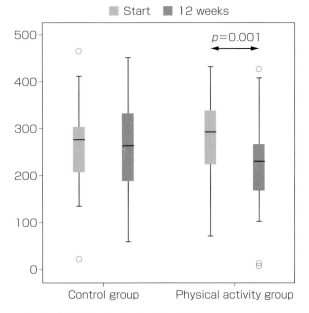

図1　運動療法によるIBS重症度スコアの変化

(Johannesson E, et al. Am J Gastroenterol 2011;
106: 915-922 ¹⁾ より引用)

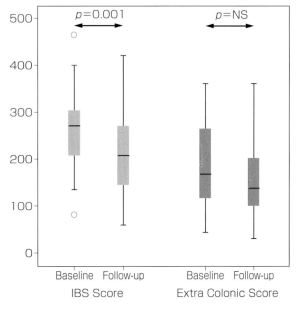

図2　運動療法の長期継続によるIBS重症度スコ
アおよび大腸以外の症状スコアの変化

(Johannesson E, et al. World J Gastroenterol 2015;
21: 600-608 ²⁾ より引用)

▌文献▐

1) Johannesson E, Simren M, Strid H, et al. Physical activity improves symptoms in irritable bowel syndrome: a randomized controlled trial. Am J Gastroenterol 2011; **106**: 915-922（ランダム）

2) Johannesson E, Ringström G, Abrahamsson H, et al. Intervention to increase physical activity in irritable bowel syndrome shows long-term positive effects. World J Gastroenterol 2015; **21**: 600-608（コホート）

3) Zhou C, Zhao E, Li Y, et al. Exercise therapy of patients with irritable bowel syndrome: A systematic review of randomized controlled trials. Neurogastroenterol Motil 2019; **31**: e13461（メタ）

4) Vege SS, Locke GR 3rd, Weaver AL, et al. Functional gastrointestinal disorders among people with sleep disturbances: a population-based study. Mayo Clin Proc 2004; **79**: 1501-1506（横断）

5) Creed F. Review article: the incidence and risk factors for irritable bowel syndrome in population-based studies. Aliment Pharmacol Ther 2019; **50**: 507-516（メタ）［検索期間外文献］［ハンドサーチ］

6) Yamamoto R, Kaneita Y, Osaki Y, et al. Irritable bowel syndrome among Japanese adolescents: A nationally representative survey. J Gastroenterol Hepatol 2015; **30**: 1354-1360（横断）

7) Reding KW, Cain KC, Jarrett ME, et al. Relationship between patterns of alcohol consumption and gastrointestinal symptoms among patients with irritable bowel syndrome. Am J Gastroenterol 2013; **108**: 270-276（横断）

IBS に高分子重合体，食物繊維は有用か？

第3章 治療

推 奨

● IBS の治療に高分子重合体，食物繊維は有用である．IBS 患者に高分子重合体，食物繊維を投与することを推奨する．

【推奨の強さ：**強**（合意率 100％），エビデンスレベル：**A**】

解説

　IBS 治療に用いられる高分子重合体ポリカルボフィルカルシウムは非溶解性，高吸水性のポリマーであり，カルシウムが胃酸の環境下で分離されたあとに膨潤性および保湿性を発揮する[1]．6ヵ月間のランダム化比較試験が行われ，ポリカルボフィルカルシウム 6g/日投与群はプラセボ群に比べ，頻回の便意を有意に改善させた[2]．日本における IBS 患者を対象としては，マレイン酸トリメブチン 600mg/日を対照薬としての二重盲検試験にてポリカルボフィルカルシウム 3g/日投与群では便通異常の有意な改善を認めた[3]．また，ポリカルボフィルカルシウム 3g/日の 8 週間投与により，下痢型 IBS においては，大腸通過時間が延長し，排便回数の減少，便形状および腹痛の程度の有意な改善をもたらした．便秘型 IBS においては，大腸通過時間の短縮，排便回数の増加，便形状および腹痛の程度の有意な改善をもたらした（表 1）[4]．以上より，高分子重合体ポリカルボフィルカルシウムは IBS に対する治療として有用と考える．

　食物繊維はプラセボ群と比較して IBS 症状の改善に有用であると報告されている．食物繊維は可溶性繊維（オオバコ：psyllium，ispaghula など）と不溶性繊維（小麦ふすま：wheat bran など）の 2 つに大別され，前者は腸管内でゲル状になり，便塊の移動を容易にする．後者は，その構造体のなかに水分を吸収して膨化し，便自体の容積を増やし，腸管の蠕動運動を刺激する．

　オオバコは IBS の一般的症状の改善に有効であり（相対危険度 1.55，95％CI 1.35〜1.78），IBS 関連の便秘症状にも有効である（相対危険度 1.6，95％CI 1.06〜2.42）．一方で，小麦ふすまは，IBS 関連の便秘症状には有効である（相対危険度 1.54，95％CI 1.1〜2.14）が，IBS の一般的症状や IBS 関連の腹痛に関しては悪化させたと報告がある[5]．また，18 歳から 65 歳までの 275 名の IBS 患者を，psyllium 10g/日投与群，bran 10g/日投与群，プラセボ投与群の 3 群に分けて，12 週

表 1　ポリカルボフィルカルシウムの平均大腸通過時間，排便回数，便性状，腹痛に及ぼす変化

	下痢型 IBS			便秘型 IBS		
	治療前	8 週後	p-value	治療前	8 週後	p-value
平均大腸通過時間（hour）	2.1 ± 3.3	9.4 ± 10.5	0.02	51.2 ± 28.0	34.6 ± 30.0	0.01
排便回数（回／週）	22.5 ± 6.3	9.5 ± 3.5	<0.001	2.1 ± 0.4	4.0 ± 1.9	0.004
Bristol 便性状	4.3 ± 0.7	3.8 ± 0.4	0.04	1.9 ± 0.4	3.3 ± 0.7	<0.001
腹痛	1.7 ± 0.5	0.6 ± 0.7	<0.001	1.4 ± 0.5	0.9 ± 0.8	0.02

（Chiba T, et al. Hepatogastroenterology 2005; 52: 1416-1420 [4]より作成）

表2 食物繊維のIBSに関連する腹痛，腹部不快感の改善率とその経時的推移

	responders	相対危険度（95% CI）
treatment		
Month 1		
psyllium	45/79 (57%)	1.60 (1.13〜2.26) *
bran	31/77 (40%)	1.13 (0.81〜1.58)
placebo	27/78 (35%)	NA
Month 2		
psyllium	39/66 (59%)	1.44 (1.02〜2.06) *
bran	32/63 (51%)	1.22 (0.86〜1.72)
placebo	27/66 (41%)	NA
Month 3		
psyllium	25/54 (46%)	1.36 (0.90〜2.04)
bran	31/54 (57%)	1.70 (1.12〜2.57) *
placebo	18/56 (32%)	NA

*$p < 0.05$ vs. placebo
psyllium：オオバコ，bran：小麦ふすま
（Bijkerk CJ, et al. BMJ 2009; 339: b3154 [6]）より作成）

間投与するランダム試験では，表2に示すごとく psyllium 群ではプラセボ群と比較して，投与開始後，1ヵ月目，2ヵ月目に IBS に関連する腹痛や腹部不快感の改善率が有意に改善した．一方，bran 群ではプラセボ群と比較して，改善傾向はみられるものの有意ではなかった．IBS 重症度スコアは psyllium 群において投与開始後3ヵ月目で有意に減少した[6]．最近のメタアナリシス，システマティックレビューにおいて，ランダム試験における可溶性繊維の IBS に対する有用性は確認されたが，不溶性繊維に関しては明瞭な有用性は確認されず，IBS に対する繊維の有用性は可溶性繊維に限定的であると報じられた[7]．日常生活や臨床現場における食物繊維摂取状況の把握は十分とはいえない．本邦における IBS に対する食物繊維の有用性に関しては今後の検討課題である．

文献

1) 岩永裕氏．過敏性腸症候群治療薬ポリカルボフィルカルシウム（ポリフル）の物理化学的および薬理学的特性と臨床効果．日本薬理学雑誌 2002; 119: 185-190
2) Toskes, PP, Connery KL, Ritchey TW. Calcium polycarbophil compared with placebo in irritable bowel syndrome. Aliment Pharmacol Ther 1993; 7: 87-92（ランダム）
3) 正宗 研，三輪 剛，福富久之，ほか．過敏性腸症候群に対するポリカルボフィルカルシウム（HSR-2379）の第 III 相試験―マレイン酸トリメブチンを対照薬とした二重盲検群間比較試験．薬理と治療 1998; 26: 967-996（ランダム）
4) Chiba T, Kudara N, Sato M, et al. Colonic transit, bowel movements, stool form, and abdominal pain in irritable bowel syndrome by treatments with calcium polycarbophil. Hepatogastroenterology 2005; 52: 1416-1420（非ランダム）
5) Bijkerk CJ, Muris JW, Knottnerus JA, et al. Systematic review: the role of different types of fibre in the treatment of irritable bowel syndrome. Aliment Pharmacol Ther 2004; 19: 245-251（メタ）
6) Bijkerk CJ, de Wit NJ, Muris JW, et al. Soluble or insoluble fibre in irritable bowel syndrome in primary care? Randomised placebo controlled trial. BMJ 2009; 339: b3154（ランダム）
7) Moayyedi P, Quigley EM, Lacy BE, et al. The effect of fiber supplementation on irritable bowel syndrome: a systematic review and meta-analysis. Am J Gastroenterol 2014; 109: 1367-1374（メタ）

CQ **3-4**

IBS に消化管運動機能調節薬は有用か？

推奨

●IBS に消化管運動機能調節薬は有用で，IBS に対し消化管運動機能調節薬を投与することを提案する.

【推奨の強さ：弱（合意率 100%），エビデンスレベル：B 】

解説

消化管運動機能調節薬は，消化管運動に関与する受容体に作用する薬剤の総称で，IBS の治療薬としてはオピオイド受容体に作用するマレイン酸トリメブチンが代表的である．他の薬剤にはドパミン D_2 遮断薬であるメトクロプラミドやドンペリドン，コリンエステラーゼ阻害薬であるネオスチグミン，両者の作用を持つイトプリドがあげられるが，現在わが国で保険適用を有しているのはマレイン酸トリメブチンのみである.

マレイン酸トリメブチンは末梢性オピオイド μ 受容体・κ 受容体作動薬で，交感神経活性化状態ではアドレナリンの分泌を抑制し消化管運動を亢進させ，逆に副交感神経活性化状態ではアセチルコリン分泌を抑制し消化管運動を抑制させる．この二面性の作用[1,2]により IBS の下痢，腹痛や便秘にも効果を示すとされる．マレイン酸トリメブチンに関して，海外において IBS 患者を対象としたいくつかの小規模 RCT[3~6]やメタアナリシス[7,8]が行われ，腹痛，腹部不快感などの消化器症状を改善する結果が得られている．全般改善度は証明されていないという報告もみられるが，総説やレビューにおいては，おおむね使用が勧められている[9,10].

ドパミン D_2 遮断薬に関しては，ドンペリドンを対象に海外において IBS 患者を対象とした小規模な RCT[11,12]が行われているが，有意な効果は証明されていない．メトクロプラミドについては研究がなされていない．また，ネオスチグミンおよびイトプリドに関しても IBS 患者に対する臨床的なエビデンスは得られていない.

近年，下痢型 IBS に対する末梢性新規オピオイド受容体作動薬（μ / κ 受容体アゴニストおよび δ 受容体アンタゴニスト）の eluxadoline が大規模臨床研究にて開発[13,14]され，米国で臨床使用されている（CQ 3-21 を参照）．eluxadoline は日本では未発売である．なお，消化管運動に関与する他の薬剤のなかで，抗コリン薬については CQ 3-5 を，5-HT$_3$ 拮抗薬については CQ 3-7 を，5-HT$_4$ 刺激薬については CQ 3-11 を，止痢薬については CQ 3-8 を，それぞれ参照されたい.

文献

1) Taniyama K, Sano I, Nakayama S, et al. Dual effect of trimebutine on contractility of the guinea pig ileum via the opioid receptors. Gastroenterology 1991; **101**: 1579-1587
2) Lee HT, Kim BJ. Trimebutine as a modulator of gastointestinal motility. Arch Pharm Res 2011; **34**: 861-864
3) Kang SH, Jeen YT, Koo JS, et al. Efficacy of fenoverine and trimebutine in the management of irritable bowel syndrome: multicenter randomized double-blind non-inferiority clinical study. Korean J Gastroenterol 2013; **62**: 278-287 （ランダム）
4) Dumitrascu DL, Stanculete M. The effect of trimebutine on the psychosocial adjustment to illness in the irritable bowel syndrome. Rom J Intern Med 2006; **44**: 278-280 （ランダム）

5) Karabulut GS, Beser OF, Erginoz E, et al. The incidence of irritable bowel syndrome in children using the Rome Ⅲ criteria and the effect of trimebutine treatment. J Neurogastroenterol Motil 2013; **19**: 90-93 (ランダム)

6) Luttecke K. A three-part controlled trial of trimebutine in the treatment of irritable colon syndrome. Curr Med Res Opin 1980; **6**: 437-443 (ランダム)

7) Delvaux M, Wingate D. Trimebutine: mechanism of action, effects on gastrointestinal function and clinical results. J Int Med Res 1997; **25**: 225-246 (メタ)

8) Poynard T, Naveau S, Mory B, et al. Meta-analysis of smooth muscle relaxants in the treatment of irritable bowel syndrome. AlimentPharmacol Ther 1994; **8**: 499-510 (メタ)

9) Ruepert L, Quartero AO, de Wit NJ, et al. Bulking agents, antispasmodics and antidepressants for the treatment of irritable bowel syndrome. Cochrane Database Syst Rev 2011; (8): CD003460 (メタ)

10) Heading R, Bardhan K, Hollerbach S, et al. Systematic review: the safety and tolerability of pharmacological agents for treatment of irritable bowel syndrome: a European perspective. Aliment Pharmacol Ther 2006; **24**: 207-236 (メタ)

11) Cann PA, Read NW, Holdsworth CD. Oral domperidone: double blind comparison with placebo in irritable bowel syndrome. Gut 1983; **24**: 1135-1140 (メタ)

12) Fielding JF. Domperidone treatment in the irritable bowel syndrome. Digestion 1982; **23**: 125-127 (メタ)

13) Dove LS, Lembo A, Randall CW, et al. Eluxadoline benefits patients with irritable bowel syndrome with diarrhea in a phase 2 study. Gastroenterology 2013; **145**: 329-338 (ランダム)

14) Lembo AJ, Lacy BE, Zuckerman MJ, et al. Eluxadoline for irritable bowel syndrome with diarrhea. N Engl J Med 2016; **374**: 242-253 (ランダム)

IBS に抗コリン薬は有用か？

● 抗コリン薬は IBS の腹痛など腹部症状に有効であり，IBS に対し投与すること
を提案する．　【推奨の強さ：**弱**（合意率 100%），エビデンスレベル：**B**】

解説

　抗コリン薬はその平滑筋弛緩作用により，IBS の腹痛などの消化器症状軽減目的に使用されている．わが国においてもチキジウム臭化物，ブチルスコポラミン臭化物，チメピジウム臭化物水和物，メペンゾラート臭化物などが用いられ，ケースシリーズがいくつか報告されている．

　抗コリン薬に関して，海外において IBS 患者を対象としたいくつかの小規模 RCT[1~3] やメタアナリシス[4,5] が行われ，腹痛などの消化器症状を改善する結果が得られている．しかし，全般的改善は証明されていないと結論づけているメタアナリシス[6] やシステマティックレビュー[7] もみられている（表 1）．海外での RCT，レビューは抗コリン薬として otilonium bromide を使用したもの[8,9] が比較的多いが，この薬剤はわが国では未発売である．日本で IBS に対して使用可能な抗コリン薬は古い薬剤が多く，効果が穏やかである可能性もある．さらに口渇，便秘，心悸亢進などの副作用にも注意が必要[10] である．

表1　メタアナリシスによる抗コリン薬の IBS 症状に対する効果

	dichotomous outcomes RR（95% CI）	continuous outcomes SMD（95% CI）
abdominal pain	1.32（1.12〜1.55）	1.14（0.47〜1.81）
global assessment	1.49（1.25〜1.77）	
symptom score	1.86（1.26〜2.76）	2.39（0.50〜4.29）

(Ruepert L, et al. Cochrane Database Syst Rev 2011; (8): CD003460[6] より許諾を得て転載)

文献

1) Khalif IL, Quigley EM, Makarchuk PA, et al. Interactions between symptoms and motor visceral sensory responses of irritable bowel syndrome patients to spasmolytics (antispasmodics). J Gastrointestin Liver Dis 2009; **18**: 17-22（ランダム）

2) Dobrilla G, Imbimbo BP, Piazzi L, et al. long-term treatment of irritable bowel syndrome with cimetropium bromide: a double blind placebo contolled clinical trial. Gut 1990; **31**: 355-358（ランダム）

3) Batttaglia G, Morselli-Labate AM, Camarri E, et al. Otilonium bromide in irritable bowel syndrome: a double-blinde, placebo-controlled, 15-week study. Aliment Pharmacol Ther 1998; **12**: 1003-1010（ランダム）

4) Poynard T, Naveau S, Mory B, et al. Meta-analysis of smooth muscle relaxants in the treatment of irritable bowel syndrome. AlimentPharmacol Ther 1994; **8**: 499-510（メタ）

5) Ford AC, Talley NJ, Spiegel BM, et al. Effect of fibre, antispasmodics, and peppermint oil in the treatment of irritable bowel syndrome: systematic review and meta-analysis. BMJ 2009; **337**: e2313（メタ）

第3章　治療

6) Ruepert L, Quartero AO, de Wit NJ, et al. Bulking agents, antispasmodics and antidepressants for the treatment of irritable bowel syndrome. Cochrane Database Syst Rev 2011; (8): CD003460 (メタ)

7) Tack J, Fried M, Houghton LA, et al. Systematic review: the efficacy of treatments for irritable bowel syndrome: a European perspective. Aliment Pharmacol Ther 2006; **24**: 183-205 (メタ)

8) Clave P, Acalovschi M, Triantafillidis JK, et al. Rondomised clinical trial: otilonium bromide improves frequency of abdominal pain, severity of distention and time to relapse in patients with irritable bowel syndrome. Aliment Pharmacol Ther 2011; **34**: 432-442(ランダム)

9) Chmielewska-Wilkon D, Reggiardo G, Egan CG. Otilonium bromide in irritable bowel syndrome: A dose-ranging randomized double-blind placebo-controlled trial. World J Gastroenterol 2014; **20**: 1283-1291 (ランダム)

10) Heading R, Bardhan K, Hollerbach S, et al. Systematic review: the safety and tolerability of pharmacological agents for treatment of irritable bowel syndrome: a European perspective. Aliment Pharmacol Ther 2006; **24**: 207-236 (メタ)

IBS にプロバイオティクスは有用か？

● IBS にプロバイオティクスは有用で，IBS の治療法として用いることを推奨する. 【推奨の強さ：強（合意率 100%），エビデンスレベル：**A**】

解説

　プロバイオティクスとは，腸内細菌のバランスを改善することによりヒトに有益な作用をもたらす生菌，またはその微生物を含む薬品や食品自体のことを指し，薬品には乳酸菌，ビフィブス菌，酪酸菌などの製剤が含まれる．類似の言葉でプレバイオティクスは，上部消化管で分解，吸収されず，腸に共生する有益な細菌の選択的栄養源となりプロバイオティクスの働きを助け，腸内環境の改善を促進する作用を持つ物質のことで，オリゴ糖類や一部の食物繊維が代表的である．シンバイオティクスは，プロバイオティクスとプレバイオティクスを組み合わせたものである．

　IBS 治療としてのプロバイオティクスについてはこれまで非常に多くの介入試験の報告があり，また質の高い多数のメタアナリシス，システマティックレビュー[1~10]もある（図 1）．これら介入試験，RCT の結果は様々で，有効性を示したものもあれば，有意な効果を認めなかったとする報告も存在する．これは，プロバイオティクスには非常に多くの菌種があり，介入試験も単一の菌種を用いた場合や複数の菌種を組み合わせた場合，また VSL#3 のような 7 種類の菌種の合剤を使用した場合など様々なものがある．研究デザインでは，摂取期間は短期から長期まで，摂取量も少量〜多量と様々な場合があること，さらに治療効果の評価項目も排便回数，便形状，腹痛，残便感など腹部症状，全般改善度など多岐にわたることなど，多くの要因が関与するためと思われる．

　多くのメタアナリシス，システマティックレビューでは，総合的にはプロバイオティクスは IBS に対して有効と考えられると結論づけている．また近年はプロバイオティクスの安全性に関するレビュー[11,12]もみられる．このようにプロバイオティクスはその有効性，安全性の点より，さらにコスト的にも負担が少ないこともあわせ，IBS に対する治療として有用と考えられ，行うことを推奨する．

　プロバイオティクスの作用機序（表 1）にはまだ不明な点も多く，今後さらなる検討が必要と考えられる．

第３章　治療

表1　可能性のあるプロバイオティクス作用機序

○腸管上皮細胞への接着と，病原性を有する菌の付着阻害
○腸管上皮のバリア機能強化
○発酵による腸管内環境変化，酸性化
○腸管壁内での免疫調整作用
○ストレスなどが誘因となる，腸管粘膜透過性亢進や内臓知覚過敏の軽減　など

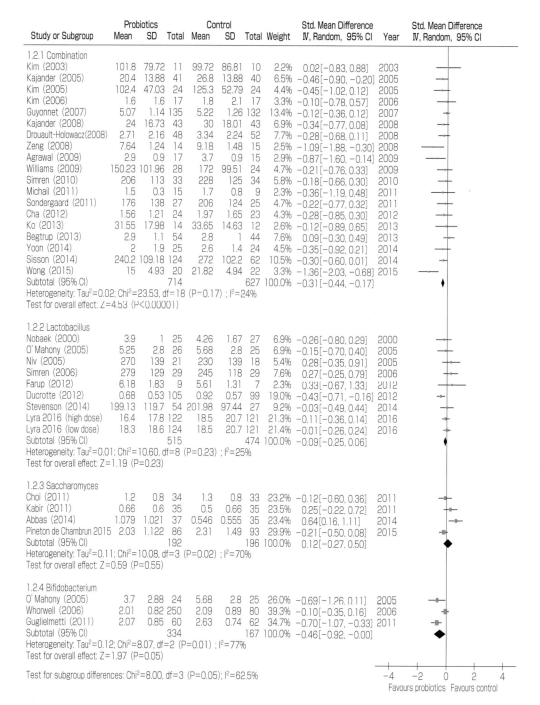

Study or Subgroup	Probiotics Mean	SD	Total	Control Mean	SD	Total	Weight	Std. Mean Difference IV, Random, 95% CI	Year	Std. Mean Difference IV, Random, 95% CI
1.2.1 Combination										
Kim (2003)	101.8	79.72	11	99.72	86.81	10	2.2%	0.02[−0.83, 0.88]	2003	
Kajander (2005)	20.4	13.88	41	26.8	13.88	40	6.5%	−0.46[−0.90, −0.20]	2005	
Kim (2005)	102.4	47.03	24	125.3	52.79	24	4.4%	−0.45[−1.02, 0.12]	2005	
Kim (2006)	1.6	1.6	17	1.8	2.1	17	3.3%	−0.10[−0.78, 0.57]	2006	
Guyonnet (2007)	5.07	1.14	135	5.22	1.26	132	13.4%	−0.12[−0.36, 0.12]	2007	
Kajander (2008)	24	16.73	43	30	18.01	43	6.9%	−0.34[−0.77, 0.08]	2008	
Drouault-Holowacz(2008)	2.71	2.16	48	3.34	2.24	52	7.7%	−0.28[−0.68, 0.11]	2008	
Zeng (2008)	7.64	1.24	14	9.18	1.48	15	2.5%	−1.09[−1.88, −0.30]	2008	
Agrawal (2009)	2.9	0.9	17	3.7	0.9	15	2.9%	−0.87[−1.60, −0.14]	2009	
Williams (2009)	150.23	101.96	28	172	99.51	24	4.7%	−0.21[−0.76, 0.33]	2009	
Simren (2010)	206	113	33	228	125	34	5.8%	−0.18[−0.66, 0.30]	2010	
Michail (2011)	1.5	0.3	15	1.7	0.8	9	2.3%	−0.36[−1.19, 0.48]	2011	
Sondergaard (2011)	176	138	27	206	124	25	4.7%	−0.22[−0.77, 0.32]	2011	
Cha (2012)	1.56	1.21	24	1.97	1.65	23	4.3%	−0.28[−0.85, 0.30]	2012	
Ko (2013)	31.55	17.98	14	33.65	14.63	12	2.6%	−0.12[−0.89, 0.65]	2013	
Begtrup (2013)	2.9	1.1	54	2.8	1	44	7.6%	0.09[−0.30, 0.49]	2013	
Yoon (2014)	2	1.9	25	2.6	1.4	24	4.5%	−0.35[−0.92, 0.21]	2014	
Sisson (2014)	240.2	109.18	124	272	102.2	62	10.5%	−0.30[−0.60, 0.01]	2014	
Wong (2015)	15	4.93	20	21.82	4.94	22	3.3%	−1.36[−2.03, −0.68]	2015	
Subtotal (95% CI)			714			627	100.0%	−0.31[−0.44, −0.17]		

Heterogeneity: Tau²=0.02; Chi²=23.53, df=18 (P=0.17) ; I²=24%
Test for overall effect: Z=4.53 (P<0.00001)

1.2.2 Lactobacillus										
Nobaek (2000)	3.9	1	25	4.26	1.67	27	6.9%	−0.26[−0.80, 0.29]	2000	
O' Mahony (2005)	5.25	2.8	26	5.68	2.8	25	6.9%	−0.15[−0.70, 0.40]	2005	
Niv (2005)	270	139	21	230	139	18	5.4%	0.28[−0.35, 0.91]	2005	
Simren (2006)	279	129	29	245	118	29	7.6%	0.27[−0.25, 0.79]	2006	
Farup (2012)	6.18	1.83	9	5.61	1.31	7	2.3%	0.33[−0.67, 1.33]	2012	
Ducrotte (2012)	0.68	0.53	105	0.92	0.57	99	19.0%	−0.43[−0.71, −0.16]	2012	
Stevenson (2014)	199.13	119.7	54	201.98	97.44	27	9.2%	−0.03[−0.49, 0.44]	2014	
Lyra 2016 (high dose)	16.4	17.8	122	18.5	20.7	121	21.3%	−0.11[−0.36, 0.14]	2016	
Lyra 2016 (low dose)	18.3	18.6	124	18.5	20.7	121	21.4%	−0.01[−0.26, 0.24]	2016	
Subtotal (95% CI)			515			474	100.0%	−0.09[−0.25, 0.06]		

Heterogeneity: Tau²=0.01; Chi²=10.60, df=8 (P=0.23) ; I²=25%
Test for overall effect: Z=1.19 (P=0.23)

1.2.3 Saccharomyces										
Choi (2011)	1.2	0.8	34	1.3	0.8	33	23.2%	−0.12[−0.60, 0.36]	2011	
Kabir (2011)	0.66	0.6	35	0.5	0.66	35	23.5%	0.25[−0.22, 0.72]	2011	
Abbas (2014)	1.079	1.021	37	0.546	0.555	35	23.4%	0.64[0.16, 1.11]	2014	
Pineton de Chambrun 2015	2.03	1.122	86	2.31	1.49	93	29.9%	−0.21[−0.50, 0.08]	2015	
Subtotal (95% CI)			192			196	100.0%	0.12[−0.27, 0.50]		

Heterogeneity: Tau²=0.11; Chi²=10.08, df=3 (P=0.02) ; I²=70%
Test for overall effect: Z=0.59 (P=0.55)

1.2.4 Bifidobacterium										
O' Mahony (2005)	3.7	2.88	24	5.68	2.8	25	26.0%	−0.69[−1.26, 0.11]	2005	
Whorwell (2006)	2.01	0.82	250	2.09	0.89	80	39.3%	−0.10[−0.35, 0.16]	2006	
Guglielmetti (2011)	2.07	0.85	60	2.63	0.74	62	34.7%	−0.70[−1.07, −0.33]	2011	
Subtotal (95% CI)			334			167	100.0%	−0.46[−0.92, −0.00]		

Heterogeneity: Tau²=0.12; Chi²=8.07, df=2 (P=0.01) ; I²=77%
Test for overall effect: Z=1.97 (P=0.05)

Test for subgroup differences: Chi²=8.00, df=3 (P=0.05); I²=62.5%

Favours probiotics　Favours control

図1　IBS におけるプロバイオティクス vs. プラセボの RCT でのフォレストプロット
IBS 症状全般改善度と腹痛に対する効果
(Ford AC, et al. Aliment Pharmacol Ther 2018; 48: 1044-1060 [10]) より許諾を得て転載)

▌文献▌

1) Brenner DM, Moeller MJ, Chey WD, et al. The utility of probiotics in the treatment of irritable bowel syndrome: a systematic review. Am J Gastroenterol 2009; **104**: 1033-1049（メタ）

2) Moayyedi P, Ford AC, Talley NJ, et al. The efficacy of probiotics in the treatment of irritable bowel syndrome: a systematic review. Gut 2010; **59**: 325-332（メタ）

3) Hoveyda N, Heneghan C, Mahtani KR, et al. A systematic review and meta-analysis: probiotics in the treatment of irritable bowel syndrome. BMC Gastroenterology 2009; 9: 15 (published online doi: 10.1186/1471-203X-9-15)（メタ）

4) Spiller R. Review article: probiotics and prebiotics in irritable bowel syndrome. Aliment Pharmacol Ther 2008; **28**: 385-396（メタ）

5) Silk DBA, Davis A, Vulevic J, et al. Clinical trial: the effects of a trans-galactooligosaccharide prebiotic on faecal microbiota and symptoms in irritable bowel syndrome. Aliment Pharmacol Ther 2009; **29**: 508-518（メタ）

6) Ford AC, Quigley EM, Lacy BE, et al. Efficacy of prebiotics, probiotics, and synbiotics in irritable bowel syndrome and chronic idiopathic constipation: systematic review and meta-analysis. Am J Gastroenterol 2014; **109**: 1547-1561（メタ）

7) McKenzie YA, Thompson J, Gulia P, et al. British dietetic association systematic review of systematic reviews and evidence-based practice guidelines for the use of probiotics in the management of irritable bowel syndrome in adult (2016 update). J Hum Nur Diet 2016; **29**: 576-592（メタ）

8) Hungin APS, Mitchell CR, Whorwell P, et al. Systematic review: probiotics in the management of lower gastrointestinal symptoms: an updated evidence-based international consensus. Aliment Pharmacol Ther 2018; **47**: 1054-1070（メタ）

9) Barbara G, Cremon C, Azpiroz F. Probiotics in irritable bowel syndrome: Where are we? Neurogastroenterol Motil 2018; **30**: e13513（メタ）

10) Ford AC, Harris LA, Jacy BE, et al. Systematic review with meta-analysis: the efficacy of prebiotics, probiotics, synbiotics and antibiotics in irritable bowel syndrome. Aliment Pharmacol Ther 2018; **48**: 1044-1060（メタ）

11) Lacy BE. Review article: an analysis of safety profiles of treatments for diarrhea-predominant irritable bowel syndrome. Aliment Pharmacol Ther 2018; **48**: 817-830（メタ）

12) Shapiro J, Bernica J, Hernaez R. Risk of bias analysis of systematic reviews of probiotics for treatment of irritable bowel syndrome. Clin Gastroenterol Hepatol 2019; **17**: 784-785（メタ）［検索期間外文献］［ハンドサーチ］

IBS-D に 5-HT₃ 拮抗薬は有用か？

推 奨

● IBS-D の治療に 5-HT₃ 拮抗薬は有用である．IBS-D に 5-HT₃ 拮抗薬を投与することを推奨する．

【推奨の強さ：**強**（合意率 100％），エビデンスレベル：**A**】

▍解説▍

　5-HT₃ 拮抗薬はプラセボと比較して下痢優位型の IBS 患者の治療において，有意に腹痛，腹部の不快感を改善し，便意切迫，便通回数，軟便・下痢を改善することが証明されている [1~3]．海外では，主にアロセトロンの有効性が報告されているが，副作用として虚血性腸炎や重度の便秘をきたすことより重症の IBS-D 女性患者に限定されている [4~11]．オンダンセトロンについても腹痛以外の QOL を含めた有意な改善が報告されている [12]．

　日本では，下痢優位型の IBS 患者に対するラモセトロンの有効性が証明されている [13~16]．効果について検討した多施設二重盲検 RCT において，男性患者において 5μg ラモセトロンの有意な治療効果が証明されたが，当初女性患者において，有意な治療効果が証明されなかった [13,14]．その後，女性患者に対して 2.5μg ラモセトロンの短期および長期多施設二重盲検 RCT が施行され有効性が証明されている（図 1）[15,16]．なお，ラモセトロン以外の 5-HT₃ 拮抗薬は保険適用がなく国内では使用できない．

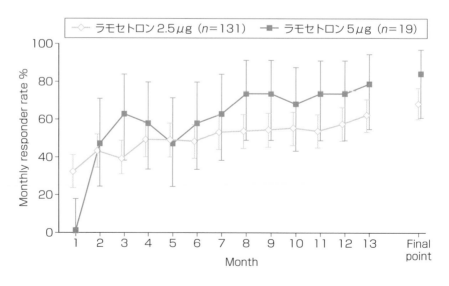

図 1　「患者自身の報告による IBS 症状緩和の全体的評価」の月毎の応答者の比率
（Fukudo S, et al. J Gastroenterol 2016; 51: 874-882 [15]）より許諾を得て転載）

文献

1) Black CJ, Burr NE, Camilleri M, et al. Efficacy of pharmacological therapies in patients with IBS with diarrhoea or mixed stool pattern: systematic review and network meta-analysis. Gut 2019; **69**: 74-82 (メタ) ［検索期間外文献］［ハンドサーチ］

2) Zheng Y, Yu T, Tang Y, et al. Efficacy and safety of 5-hydroxytryptamine 3 receptor antagonists in irritable bowel syndrome: a systematic review and meta-analysis of randomized controlled trials. PLoS ONE 2017; **12**: e0172846 (メタ)

3) Andresen V, Montori VM, Keller J, et al. Effects of 5-hydroxytryptamine (serotonin) type 3 antagonists on symptom relief and constipation in nonconstipated irritable bowel syndrome: a systematic review and meta-analysis of randomized controlled trials. Clin Gastroenterol Hepatol 2008; **6**: 545-555 (メタ)

4) Cremonini F, Nicandro JP, Atkinson V, et al. Randomised clinical trial: alosetron improves quality of life and reduces restriction of daily activities in women with severe diarrhoea-predominant IBS. Aliment Pharmacol Ther 2012; **36**: 437-448 (ランダム)

5) Chey WD, Chey WY, Heath AT, et al. Long-term safety and efficacy of alosetron in women with severe diarrhea-predominant irritable bowel syndrome. Am J Gastroenterol 2004; **99**: 2195-2203 (ランダム)

6) Lembo T, Wright RA, Bagby B, et al. Lotronex Investigator Team. Alosetron controls bowel urgency and provides global symptom improvement in women with diarrhea-predominant irritable bowel syndrome. Am J Gastroenterol 2001; **96**: 2662-2670 (ランダム)

7) Camilleri M, Chey WY, Mayer EA, et al. A randomized controlled clinical trial of the serotonin type 3 receptor antagonist alosetron in women with diarrhea-predominant irritable bowel syndrome. Arch Intern Med 2001; **161**: 1733-1740 (ランダム)

8) Krause R, Ameen V, Gordon SH, et al. A randomized, double-blind, placebo-controlled study to assess efficacy and safety of 0.5 mg and 1 mg alosetron in women with severe diarrhea-predominant IBS. Am J Gastroenterol 2007; **102**: 1709-1719 (ランダム)

9) Camilleri M, Mayer EA, Drossman DA, et al. Improvement in pain and bowel function in female irritable bowel patients with alosetron, a 5-HT3 receptor antagonist. Aliment Pharmacol Ther 1999; **13**: 1149-1159 (ランダム)

10) Camilleri M, Northcutt AR, Kong S, et al. Efficacy and safety of alosetron in women with irritable bowel syndrome: a randomised, placebo-controlled trial. Lancet 2000; **355**: 1035-1040 (ランダム)

11) Watson ME, Lacey L, Kong S, et al. Alosetron improves quality of life in women with diarrhea-predominant irritable bowel syndrome. Am J Gastroenterol 2001; **96**: 455-459 (ランダム)

12) Garsed K, Chernova J, Hastings M, et al. A randomised trial of ondansetron for the treatment of irritable bowel syndrome with diarrhoea. Gut 2014; **63**: 1617-1625

13) Matsueda K, Harasawa S, Hongo M, et al. A randomized, double-blind, placebo-controlled clinical trial of the effectiveness of the novel serotonin type 3 receptor antagonist ramosetron in both male and female Japanese patients with diarrhea-predominant irritable bowel syndrome. Scand J Gastroenterol 2008; **43**: 1202-1211 (ランダム)

14) Fukudo S, Ida M, Akiho H, et al. Effect of ramosetron on stool consistency in male patients with irritable bowel syndrome with diarrhea. Clin Gastroenterol Hepatol 2014; **12**: 953-959.e4 (ランダム)

15) Fukudo S, Kinoshita Y, Okumura T, et al. Effect of ramosetron in female patients with irritable bowel syndrome with diarrhea: a phaseⅢ long-term study. J Gastroenterol 2016; **51**: 874-882 (ランダム)

16) Fukudo S, Kinoshita Y, Okumura T, et al. Ramosetron reduces symptoms of irritable bowel syndrome with diarrhea and improves quality of life in women. Gastroenterology 2016; **150**: 358-366.e8 (ランダム)

IBS-D に止痢薬は有用か？

推奨

● 一部の IBS-D 患者に止痢薬は有用であり，投与することを提案する．
【推奨の強さ：**弱**（合意率 100%），エビデンスレベル：**C**】

解説

　わが国において，止痢薬としてロペラミド塩酸塩，タンニン酸アルブミン，ベルベリン塩化物水和物などが用いられている．μ オピオイド受容体アゴニストであるロペラミド塩酸塩は海外において IBS 患者を対象とした複数の小規模 RCT [1~3] が行われているが，便回数，便形状を改善する効果は認められるものの，腹痛などの消化器症状を改善するかについて相反する結果が得られており，一定の見解が得られていない．過度の使用により重篤な心疾患有害事象が警鐘されている．IBS 患者で対照群より止痢薬の使用が多いことが報告されている一方で [4]，ガイドラインや総説においては，症状の改善効果が証明されていないことをもって使用に適さないという論調のものが多い [5,6]．現状では推奨グレード 2「行うよう提案する」とした．

　一方で μ・κ オピオイド受容体アゴニストで δ オピオイド受容体アンタゴニストである新規経口薬 eluxadoline は，IBS-D に対する有効性が海外大規模試験において証明され，治療薬として認可されている [7,8]．また，IBS 患者に胆汁酸の吸収不良患者が多いことがシステマティックレビューで示されている [9]．胆汁酸吸着レジンであるコレスチラミン，コレスチミドや colesevelam が胆汁吸着の程度と相関して症状を改善することが報告されている [10,11]．多施設 RCT の報告はない．

　国内ではコレスチラミン，コレスチミドは IBS-D に保険適用がなく，eluxadoline および colesevelam は上市されていない．なお，プロバイオティクス，プレバイオティクスについては CQ 3-6 を参照．抗コリン薬については CQ 3-5 を参照，リファマイシン系抗菌薬（リファキシミン）については CQ 3-19 を参照されたい．

文献

1) Lavö B, Stenstam M, Nielsen AL. Loperamide in treatment of irritable bowel syndrome: a double-blind placebo controlled study. Scand J Gastroenterol Suppl 1987; **130**: 77-80（ランダム）
2) Hovdenak N. Loperamide treatment of the irritable bowel syndrome. Scand J Gastroenterol Suppl 1987; **130**: 81-84（ランダム）
3) Efskind PS, Bernklev T, Vatn MH. A double-blind placebo-controlled trial with loperamide in irritable bowel syndrome. Scand J Gastroenterol 1996; **31**: 463-468（ランダム）
4) Faresjo A, Grodzinsky E, Johansson S, et al. Self-reported use of pharmaceuticals among patients with irritable bowel syndrome in primary care. J Manag Care Pharm 2008; **14**: 870-877（横断）
5) Hanauer SB. The role of loperamide in gastrointestinal disorders. Rev Gastroenterol Disord 2008; **8**: 15-20（ガイドライン）
6) Videlock EJ, Chang L. Irritable bowel syndrome: current approach to symptoms, evaluation, and treatment. Gastroenterol Clin North Am 2007; **36**: 665-685, x
7) Dove LS, Lembo A, Randall CW, et al. Eluxadoline benefits patients with irritable bowel syndrome with diarrhea in a Phase 2 study. Gastroenterology 2013; **145**: 329-338（ランダム）

8） Lembo AJ, Lacy BE, Zuckerman MJ, et al. Eluxadoline for irritable bowel syndrome with diarrhea. N Engl J Med 2016; **374**: 242-253（ランダム）

9） Slattery SA, Niaz O, Aziz Q, et al. Systematic review with meta-analysis: the prevalence of bile acid malabsorption in the irritable bowel syndrome with diarrhoea. Aliment Pharmacol Ther 2015; **42**: 3-11

10） Fernández-Bañares F, Rosinach M, Piqueras M, et al. Randomised clinical trial: colestyramine vs. hydroxypropyl cellulose in patients with functional chronic watery diarrhoea. Aliment Pharmacol Ther 2015; **41**: 1132-1140（ランダム）

11） Camilleri M, Acosta A, Busciglio I, et al. Effect of colesevelam on faecal bile acids and bowel functions in diarrhoea-predominant irritable bowel syndrome. Aliment Pharmacol Ther 2015; **41**: 438-448（ケースシリーズ）

IBS-C に粘膜上皮機能変容薬は有用か？

推 奨

● IBS-C に粘膜上皮機能変容薬は有用であり，投与することを推奨する.
【推奨の強さ：強（合意率 100%），エビデンスレベル：A 】

解説

　粘膜上皮機能変容薬は，2012 年にルビプロストン，2017 年にリナクロチドが本邦で販売されるようになった．両薬剤は体内にはほとんど吸収されず，ルビプロストンは腸管粘膜上皮細胞上に存在する ClC-2 クロライドチャネルを活性化して Cl イオン分泌を，リナクロチドはグアニル酸シクラーゼ C（GC-C）受容体に作用し，cGMP を介して cystic fibrosis transmembrane conductance regulator（CFTR）を活性化させ，管腔内への Cl イオン分泌を促進する．その結果，腸管内の水分分泌は増加し，便の柔軟化や腸管内輸送が促され，便秘を改善させる．加えてリナクロチドには，cGMP が粘膜下の求心性知覚神経を抑制することにより内臓知覚過敏を改善させる作用も有している[1].

　IBS-C に対するルビプロストンの有効性を示す RCT は，第 II 相試験[2,3]，第 III 相試験[4,5] の報告があり，これらを含めたメタアナリシスの結果，自発排便回数の増加，便形状の改善，腹痛，腹部不快感，腹部膨満感などの IBS 症状改善に有効であることが示された[6]．副作用は軽度の下痢，嘔気が主であり，長期使用の安全性，忍容性も高いようである[7].

　2012 年に米国 FDA から IBS 推奨ガイドラインが発表され，欧州ガイドライン（EMA）や本邦（PMDA）においても，ほぼ同様の primary endpoint を設定した RCT が報告されてきた．リナクロチドは，12 週間における 30% の腹痛軽減効果と 1 回以上の残便感のない自発排便，両者の改善レスポンダー率は，プラセボが約 20% に対して，リナクロチドでは約 34% であった[8,9]．欧州[10]や中国[11]からも有効性が報告され，本邦では Fukudo らの報告[12]において，IBS 症状の全般改善効果はプラセボ 17.5% に対して，リナクロチド 33.7% と有意に高く，長期の効果維持も認められることが示された.

　GC-C 受容体アゴニストを対象にした 2018 年のメタアナリシスでは，リナクロチド（290 μg）は，プラセボに対してオッズ比 2.43，CI 1.43〜3.98 と有効性が示され[13]，世界的にも有効性のある可能性が示された．同年のシステマティックレビュー・ネットワークメタアナリシスでも，4 種の粘膜上皮機能変容薬（ルビプロストン，リナクロチド，plecanatide，tenapanor）は，IBS-C に対して有効であることが報告されている[14]（図 1）．しかし，plecanatide，tenapanor は，現在日本未発売であることに注意するとともに，ルビプロストンやリナクロチドは，報告によって使用用量に若干の差があり，ルビプロストンの高用量（>32 μg/日）では嘔気・下痢・腹部不快感[2,3]などの副作用頻度が高くなることから，米国では女性の IBS-C に対して，8 μg/回，1 日 2 回投与が保険適用[15] として承認されているが，本邦では保険適用外であることを認識しておく必要がある.

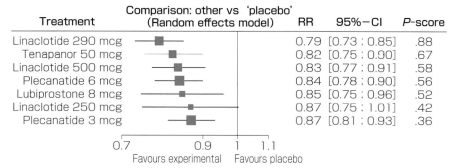

a

Treatment	Comparison: other vs 'placebo' (Random effects model)	RR	95%−CI	P-score
Linaclotide 290 mcg		0.79	[0.73 ; 0.85]	.88
Tenapanor 50 mcg		0.82	[0.75 ; 0.90]	.67
Linaclotide 500 mcg		0.83	[0.77 ; 0.91]	.58
Plecanatide 6 mcg		0.84	[0.78 ; 0.90]	.56
Lubiprostone 8 mcg		0.85	[0.75 ; 0.96]	.52
Linaclotide 250 mcg		0.87	[0.75 ; 1.01]	.42
Plecanatide 3 mcg		0.87	[0.81 ; 0.93]	.36

0.7 0.9 1 1.1
Favours experimental   Favours placebo

b

Treatment	Comparison: other vs 'placebo' (Random effects model)	RR	95%−CI	P-score
Linaclotide 290 mcg		0.76	[0.65 ; 0.88]	.76
Linaclotide 500 mcg		0.77	[0.63 ; 0.95]	.70
Tenapanor 50 mcg		0.81	[0.68 ; 0.96]	.59
Linaclotide 250 mcg		0.84	[0.62 ; 1.14]	.49
Plecanatide 6 mcg		0.85	[0.65 ; 1.10]	.47
Plecanatide 3 mcg		0.86	[0.66 ; 1.12]	.43

0.7 0.9 1 1.1 1.2
Favours experimental   Favours placebo

図1　粘膜上皮機能変容薬に対するネットワークメタアナリシスでのフォレストプロット
　　a：腹痛に対する効果
　　b：完全自発排便に対する効果
　　P-score は治療確率の順位づけを意味する.
　　(Black CJ, et al. Gastroenterology 2018; 155: 1753-1763 [14]) より許諾を得て転載)

▋文献▋

1) Simrén M, Tack J. New treatments and therapeutic targets for IBS and other functional bowel disorders. Nat Rev Gastroenterol Hepatol 2018; **15**: 589-605

2) Johanson JF, Drossman DA, Panas R, et al. Clinical trial: phase 2 study of lubiprostone for irritable bowel syndrome with constipation. Aliment Pharmacol Ther 2008; **27**: 685-696 (ランダム)

3) Fukudo S, Hongo M, Kaneko H, et al. Efficacy and safety of oral lubiprostone in constipated patients with or without irritable bowel syndrome: a randomized, placebo-controlled and dose-finding study. Neuro-gastroenterol Motil 2011; **23**: 544-e205 (ランダム)

4) Drossman DA, Chey WD, Johanson JF, et al. Clinical trial: lubiprostone in patients with constipation-associated irritable bowel syndrome-results of two randomized, placebo-controlled studies. Aliment Pharmacol Ther 2009; **29**: 329-341 (ランダム)

5) Chang L, Chey WD, Drossman D, et al. Effects of baseline abdominal pain and bloating on response to lubiprostone in patients with irritable bowel syndrome with constipation. Aliment Pharmacol Ther 2016; **44**: 1114-1122 (ランダム)

6) Li F, Fu T, Tong WD, et al. Lubiprostone is effective in the treatment of chronic idiopathic constipation and irritable bowel syndrome: a systematic review and meta-analysis of randomized controlled trials. Mayo Clin Proc 2016; **91**: 456-468 (メタ)

7) Chey WD, Drossman DA, Johanson JF, et al. Safety and patient outcomes with lubiprostone for up to 52 weeks in patients with irritable bowel syndrome with constipation. Aliment Pharmacol Ther 2012; **35**: 587-599 (ランダム)

8) Chey WD, Lembo AJ, Lavins BJ, et al. Linaclotide for irritable bowel syndrome with constipation: a 26-week, randomized, double-blind, placebo-controlled trial to evaluate efficacy and safety. Am J Gastroen-

第3章　治療

terol 2012; **107**: 1702-1712（ランダム）

9）Rao S, Lembo AJ, Shiff SJ, et al. A 12-week, randomized, controlled trial with a 4-week randomized with-drawal period to evaluate the efficacy and safety of linaclotide in irritable bowel syndrome with constipation. Am J Gastroenterol 2012; **107**: 1714-1724（ランダム）

10）Quigley EM, Tack J, Chey WD, et al. Randomised clinical trials: linaclotide phase 3 studies in IBS-C: a pre-specified further analysis based on European Medicines Agency-specified endpoints. Aliment Pharmacol Ther 2013; **37**: 49-61（ランダム）

11）Yang Y, Fang J, Guo X, et al. Linaclotide in irritable bowel syndrome with constipation: A phase 3 ran-domized trial in China and other regions. J Gastroenterol Hepatol 2018; **33**: 980-989（ランダム）

12）Fukudo S, Miwa H, Nakajima A, et al. A randomized controlled and long-term linaclotide study of irrita-ble bowel syndrome with constipation patients in Japan. Neurogastroenterol Motil 2018; **30**: e13444（ランダム）

13）Shah ED, Kim HM, Schoenfeld P. Efficacy and tolerability of guanylate cyclase-c agonists for irritable bowel syndrome with constipation and chronic idiopathic constipation: a systematic review and meta-analysis. Am J Gastroenterol 2018; **113**: 329-338（メタ）

14）Black CJ, Burr NE, Quigley EMM, et al. Efficacy of secretagogues in patients with irritable bowel syn-drome with constipation: systematic review and network meta-analysis. Gastroenterology 2018; **155**: 1753-1763（メタ）

15）Amitiza® (Lubiprostone). Full Prescribing Information, Sucampo Pharma Americas, LLC and Takeda Pharmaceuticals America, Inc., Bethesda, MD, and Deerfield, IL, 2013

IBS-C に胆汁酸，胆汁酸トランスポーター阻害薬は有用か？

推奨

●IBS-C に胆汁酸，胆汁酸トランスポーター阻害薬は有用であり，投与することを提案する． 　　**【推奨の強さ：弱（合意率 92%），エビデンスレベル：B 】**

解説

　胆汁酸は，肝臓でコレステロールから一次胆汁酸（cholic acid：CA，chenodeoxycholic acid：CDCA）が合成され，グリシンまたはタウリン抱合を受け胆汁として小腸へ分泌され，脂肪の消化・吸収に働く．小腸に分泌された胆汁酸の約 95% は，回腸末端にある胆汁酸トランスポーター（ileal bile acid transporter：IBAT）により再吸収され，再び胆汁として分泌される（腸肝循環）．一方，再吸収されなかった 5% の一次胆汁酸は，大腸腸内細菌により脱抱合され，二次胆汁酸（deoxycholic acid：DCA，lithocholic acid：LCA，ursodeoxycholic acid：UDCA）となり糞便中に排泄される．

　胆汁酸は，大腸腸管上皮細胞に存在する transmembrane G protein-coupled receptor 5（TGR5）に作用し，cAMP を介して cystic fibrosis transmembrane conductance regulator（CFTR）を活性化し腸管内に Cl イオンの分泌を促す．また，EC 細胞上の TGR5 を介して 5-HT を放出させ，粘膜下層の内在性感覚神経に作用し蠕動反射を惹起する．つまり，水分分泌と蠕動運動の両作用を併せ持っている[1]．

　便中総胆汁酸，一次胆汁酸である CDCA，二次胆汁酸である DCA は，腸管運動，排便回数，便形状と正の相関性を示すが（secretory bile acid），二次胆汁酸である LCA は負の相関性を示す（non-secretory bile acid）[2]．健常者と比較し IBS-D 患者では，便中総胆汁酸量は多く，一次胆汁酸の割合も高く，一方 IBS-C 患者では胆汁酸合成の低下に伴い便中総胆汁酸量の減少，DCA の減少，LCA の増加といった二次胆汁酸割合も変化することが報告された[2,3]（表 1）．

　女性 IBS-C 患者を対象とした RCT では，CDCA（500 mg，1,000 mg）を 4 日間投与することにより，プラセボと比較して用量依存的に腸管運動を促進させ，排便回数の増加，便形状や通過性改善を認めた（図 1）．副作用として脱落者はいなかったが，約半数に腹痛を認めた[4]．

　2018 年にエロビキシバットが慢性便秘症に承認された．エロビキシバットは IBAT 阻害を介して，胆汁酸の再吸収を抑制し，肝臓での胆汁酸合成を促進させる．つまり内在性胆汁酸を増加させる作用を有している．腸管内の胆汁酸濃度の増加により，腸管内水分分泌や腸管蠕動運動を促進させ，排便回数の増加，便性状や通過性を改善させる[5]．エロビキシバットは，IBS-C 患者のみを対象とした RCT の報告はなく，IBS-C 治療に対しては現在保険承認されていない．しかし，慢性便秘症患者を対象とした第 II 相試験[6]，第 III 相試験および長期投与試験[7]では，いずれも 30% 程度に，IBS-C 合併患者が含まれており，排便回数や便形状の改善効果が報告されている．副作用としての腹痛発現頻度も，第 II 相試験や第 III 相試験の post hoc 解析[8]において，IBS-C 合併の有無にかかわらず同程度であり，長期投与による安全性・忍容性が認められている．なお，胆汁酸は腸管粘膜透過性亢進にも関与することから[9]，IBS 病態の一義的に重要な内臓知覚

表1　健常者ならびに IBS 患者における便中総胆汁酸量，一次胆汁酸・二次胆汁酸割合の比較

群 / 中央値 （四分位範囲）		健常者	IBS-C	IBS-D
便中総胆汁酸 （μM/48 時間）		511.7 (201.0，1,586.3)	317.1 (167.6，762.0)	1,204.9 (421.3，2,169.3)
一次胆汁酸	%CA	0.3 (0.3，0.6)	0.3 (0.2，0.5)	1.4 (0.4，7.6)
	%CDCA	0.2 (0.2，0.6)	0.1 (0.1，0.2)	1.7 (0.4，8.6)
二次胆汁酸	%DCA	61.4 (49.5，68.9)	47.7 (39.3，62.1)	56.3 (50.7，64.1)
	%LCA	37.3 (30.3，46.6)	49.3 (37.5，60.5)	31.5 (21.1，38.9)

(Shin A, et al. Clin Gastroenterol Hepatol 2013; 11: 1270-1275 [2]) より許諾を得て転載・一部改変)

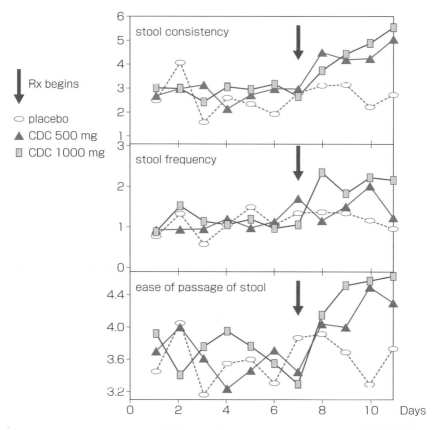

stool consistency：ブリストルスケール，stool frequency：一日の排便回数，
ease of passage of stool range：1（摘便）〜7（失禁）

図1　腸管運動に対するケノデオキシコール酸（CDC）の効果
　（Rao AS, et al. Gastroenterology 2010; 139: 1549-1558 [4]) より許諾を得て転載・一部改変)

過敏を基盤とした腹痛症状を，増悪させなくとも改善に導けるかについては今後の検討課題といえる.

文献

1) Bunnett NW. Neuro-humoral signalling by bile acids and the TGR5 receptor in the gastrointestinal tract. J Physiol 2014; **592**: 2943-2950

2) Shin A, Camilleri M, Vijayvargiya P, et al. Bowel functions, fecal unconjugated primary and secondary bile acids, and colonic transit in patients with irritable bowel syndrome. Clin Gastroenterol Hepatol 2013; **11**: 1270-1275

3) Vijayvargiya P, Busciglio I, Burton D, et al. Bile Acid deficiency in a subgroup of patients with irritable bowel syndrome with constipation based on biomarkers in serum and fecal samples. Clin Gastroenterol Hepatol 2018; **16**: 522-527

4) Rao AS, Wong BS, Camilleri M, et al. Chenodeoxycholate in females with irritable bowel syndrome-constipation: a pharmaco-dynamic and pharmacogenetic analysis. Gastroenterology 2010; **139**: 1549-1558（ランダム）

5) Taniguchi S, Yano T, Imaizumi M, et al. Elobixibat, an ileal bile acid transporter inhibitor, induces giant migrating contractions during natural defecation in conscious dogs. Neurogastroenterol Motil 2018; **30**: e13448

6) Nakajima A, Seki M, Taniguchi S. Determining an optimal clinical dose of elobixibat, a novel inhibitor of the ileal bile acid transporter, in Japanese patients with chronic constipation: a phaseⅡ, multicenter, double-blind, placebo-controlled randomized clinical trial. J Gastroenterol 2018; **53**: 525-534（ランダム）

7) Nakajima A, Seki M, Taniguchi SA, et al. Safety and efficacy of elobixibat for chronic constipation: results from a randomised, double-blind, placebo-controlled, phase 3 trial and an open-label, single-arm, phase 3 trial. Lancet Gastroenterol Hepatol 2018; **3**: 537-547（ランダム）

8) Nakajima A, Taniguchi S, Kurosu S, et al. Efficacy, long-term safety, and impact on quality of life of elobixibat in more severe constipation: Post hoc analyses of two phase 3 trials in Japan. Neurogastroenterol Motil 2019; **31**: e13571

9) Münch A, Ström M, Söderholm JD. Dihydroxy bile acids increase mucosal permeability and bacterial uptake in human colon biopsies. Scand J Gastroenterol 2007; **42**: 1167-1174

IBS-C に 5-HT₄ 刺激薬は有用か？

推 奨

●IBS-C に 5-HT₄ 刺激薬は有用であり，投与することを提案する．
【推奨の強さ：**弱**（合意率 92%），エビデンスレベル：**B**】

解説

IBS-C を対象とした RCT [1~3] と，IBS-C および慢性便秘症を対象としたシステマティックレビュー [4] で有効性が示されていた tegaserod は広く治療に用いられてきた．米国 FDA は 2007 年，心血管イベント発生頻度の増加を理由に発売を中止したが，2009 年に報告された多数例でのケースコントロールスタディ [5] では，心血管イベントの発生率に差がないとされており一定の見解が得られていない．国内では現在使用できない．

renzapride に関して，IBS-C を対象とした RCT [6~8] とシステマティックレビュー [9] が報告されている．先行する RCT [6~8] では特に女性における有用性と，便の大腸通過時間の改善が示されたが，2,528 人の患者を含むシステマティックレビュー [9] では有用性が示されなかった．国内では現在使用できない．

prucalopride に関して，慢性便秘患者を対象に 11 報の RCT を解析したシステマティックレビューで有効性が報告 [10] されていたが，大規模な RCT で効果が示されなかった [11]．慢性便秘の治療を目的に海外で認可されているが，国内では使用できない．

velusetrag [12]，naronapride [13]，YKP10811 [14] に関して慢性便秘症を対象とした RCT が 1 報ずつあり，有効性が報告されている．いずれも国内では使用できない．

慢性便秘症と IBS-C を対象としたシステマティックレビュー [15] と IBS-C のみを対象とした RCT [16] で有効性が示されているシサプリドについては，1999 年に QT 延長，心室性不整脈のため発売が中止となっており，現在使用できない．

日本をはじめとするアジアを中心に用いられているモサプリドに関して，IBS-C 患者の大腸運動を改善する報告 [17] や IBS 患者を対象としてプロバイオティクスとの併用で有用性を示した RCT が報告されている [18]．わが国の保険適用は慢性胃炎のみである．

いずれの薬物も，国内で使用できない，あるいは IBS や便秘症に対し保険適用がない状態であるため，使用にあたり十分な検討が必要である．

文献

1) Müller-Lissner SA, Fumagalli I, Bardhan KD, et al. Tegaserod, a 5-HT(4) receptor partial agonist, relieves symptoms in irritable bowel syndrome patients with abdominal pain, bloating and constipation. Aliment Pharmacol Ther 2001; **15**: 1655-1666（ランダム）
2) Novick J, Miner P, Krause R, et al. A randomized, double-blind, placebo-controlled trial of tegaserod in female patients suffering from irritable bowel syndrome with constipation. Aliment Pharmacol Ther 2002; **16**: 1877-1888（ランダム）
3) Tack J, Muller-Lissner S, Bytzer P, et al. A randomised controlled trial assessing the efficacy and safety of repeated tegaserod therapy in women with irritable bowel syndrome with constipation. Gut 2005; **54**:

1707-1713（ランダム）

4) Evans BW, Clark WK, Moore DJ, et al. Tegaserod for the treatment of irritable bowel syndrome and chronic constipation. Cochrane Database Syst Rev 2007; (4): CD003960（メタ）

5) Anderson JL, May HT, Bair TL, et al. Lack of association of tegaserod with adverse cardiovascular outcomes in a matched case-control study. J Cardiovasc Pharmacol Ther 2009; **14**: 170-175（ケースコントロール）

6) George AM, Meyers NL, Hickling RI. Clinical trial: renzapride therapy for constipation-predominant irritable bowel syndrome: multicentre, randomized, placebo-controlled, double-blind study in primary healthcare setting. Aliment Pharmacol Ther 2008; **27**: 830-837（ランダム）

7) Camilleri M, McKinzie S, Fox J, et al. Effect of renzapride on transit in constipation-predominant irritable bowel syndrome. Clin Gastroenterol Hepatol 2004; **2**: 895-904（ランダム）

8) Lembo AJ, Cremonini F, Meyers N, et al. Clinical trial: renzapride treatment of women with irritable bowel syndrome and constipation: a double-blind, randomized, placebo-controlled, study. Aliment Pharmacol Ther 2010; **31**: 979-990（ランダム）

9) Mozaffari S, Nikfar S, Abdollahi M. Efficacy and tolerability of renzapride in irritable bowel syndrome: a meta-analysis of randomized, controlled clinical trials including 2528 patients. Arch Med Sci 2014; **10**: 10-18（メタ）

10) Shin A, Camilleri M, Kolar G, et al. Systematic review with meta-analysis: highly selective 5-HT$_4$ agonists (prucalopride, velusetrag or naronapride) in chronic constipation. Aliment Pharmacol Ther 2014; **39**: 239-253（メタ）

11) Piessevaux H, Corazziari E, Rey E, et al. A randomized, double-blind, placebo-controlled trial to evaluate the efficacy, safety, and tolerability of long-term treatment with prucalopride. Neurogastroenterol Motil 2015; **27**: 805-815（ランダム）

12) Goldberg M, Li YP, Johanson JF, et al. Clinical trial: the efficacy and tolerability of velusetrag, a selective 5-HT$_4$ agonist with high intrinsic activity, in chronic idiopathic constipation: a 4-week, randomized, double-blind, placebo-controlled, dose-response study. Aliment Pharmacol Ther 2010; **32**: 1102-1112（ランダム）

13) Palme M, Milner PG, Ellis DJ, et al. A novel gastrointestinal prokinetic, ATI-7505, increased spontaneous bowel movements (Sbms) in a phase II, randomized, placebo-controlled study of patients with chronic idiopathic constipation (CIC). Gastroenterology 2010; **138**: S-128（ランダム）

14) Shin A, Acosta A, Camilleri M, et al. A randomized trial of 5-hydroxytryptamine 4-receptor agonist, YKP10811, on colonic transit and bowel function in functional constipation. Clin Gastroenterol Hepatol 2015; **13**: 701-708（ランダム）

15) Aboumarzouk OM, Agarwal T, Antakia R, et al. Cisapride for intestinal constipation. Cochrane Database Syst Rev 2011; (1): CD007780（メタ）

16) Van Outryve M, Milo R, Toussaint J, et al. "Prokinetic" treatment of constipation-predominant irritable bowel syndrome: a placebo-controlled study of cisapride. J Clin Gastroenterol 1991; **13**: 49-57（ランダム）

17) Kanazawa M, Watanabe S, Tana C, et al. Effect of 5-HT$_4$ receptor agonist mosapride citrate on rectosigmoid sensorimotor function in patients with irritable bowel syndrome. Neurogastroenterol Motil 2011; **23**: 754-e332（ケースコントロール）

18) Choi CH, Kwon JG, Kim SK, et al. Efficacy of combination therapy with probiotics and mosapride in patients with IBS without diarrhea: a randomized, double-blind, placebo-controlled, multicenter, phase II trial. Neurogastroenterol Motil 2015; **27**: 705-716（ランダム）

CQ 3-12

IBS-C に非刺激性下剤は有用か？

推奨

● IBS-C に非刺激性下剤は有用であり，投与することを提案する．
【推奨の強さ：弱（合意率 100%），エビデンスレベル：C 】

解説

下剤（laxative）は非刺激性下剤と刺激性下剤（CQ 3-13 参照）に大別される．

浸透圧性下剤に関しては，多くの総説，ガイドラインに記載されており [1~11]，世界的に IBS-C 患者の治療に広く用いられている．わが国で最も汎用されている酸化マグネシウムに関して，IBS 患者を対象にした大規模な RCT は現時点ではない．硫酸マグネシウムに関して，IBS 患者を対象にした RCT はないが，慢性便秘症患者を対象にした RCT [12] で有用性が示されている．腎機能障害がある患者への投与で高マグネシウム血症が報告されており [13]，「高齢者の安全な薬物療法ガイドライン 2015」および医薬品・医療機器等安全性情報 [14, 15] では酸化マグネシウムの使用に対し，注意喚起がなされている．

ポリエチレングリコール（polyethylene glycol：PEG）に関して，非器質性便秘患者，機能性便秘と fecal impaction，高齢慢性便秘患者を対象としたシステマティックレビューで有効性が報告 [16~18] されており，IBS-C を対象とした RCT で直腸の知覚や症状，便秘の改善効果が示された [19, 20]（図 1）．わが国でも慢性便秘症を適応として 2018 年から処方可能となった．

ラクツロースに関して，IBS-C 患者を対象とした RCT はないが，高齢の慢性便秘患者を対象としたシステマティックレビュー [18] で有効性が報告されている．

粘膜上皮機能変容薬については CQ 13-9，胆汁酸トランスポーター阻害薬に関しては CQ 3-10 を参照されたい．

文献

1) Tack J, Fried M, Houghton LA, et al. Systematic review: the efficacy of treatments for irritable bowel syndrome: a European perspective. Aliment Pharmacol Ther 2006; **24**: 183-205（メタ）

2) Videlock EJ. Irritable bowel syndrome: current approach to symptoms, evaluation, and treatment. Gastroenterol Clin North Am 2007; **36**: 665-685, x

3) Khan S. Diagnosis and management of IBS. Nat Rev Gastroenterol Hepatol 2010; **7**: 565-581

4) Saad RJ. Recent developments in the therapy of irritable bowel syndrome. Expert Opin Investig Drugs 2008; **17**: 117-130

5) Camilleri M. Current medical treatments of dyspepsia and irritable bowel syndrome. Gastroenterol Clin North Am 2010; **39**: 481-493

6) Spiller R, Aziz Q, Creed F, et al. Clinical Services Committee of The British Society of Gastroenterology. Guidelines on the irritable bowel syndrome: mechanisms and practical management. Gut 2007; **56**: 1770-1798（ガイドライン）

7) Gwee KA, Bak YT, Ghoshal UC, et al. Asian Neurogastroenterology and Motility Association. Asian consensus on irritable bowel syndrome. J Gastroenterol Hepatol 2010; **25**: 1189-1205（ガイドライン）

8) Wilkins T, Pepitone C, Alex B, et al. Diagnosis and management of IBS in adults. Am Fam Physician 2012; **86**: 419-426（ガイドライン）

9) Jadallah KA, Kullab SM, Sanders DS. Constipation-predominant irritable bowel syndrome: a review of

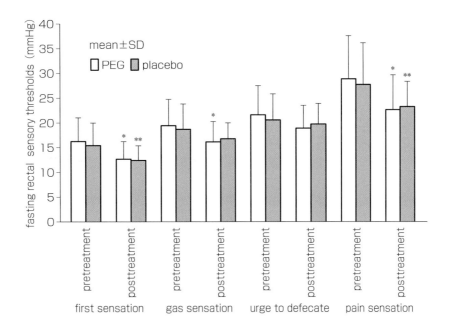

図1　便秘を伴う過敏性腸症候群患者におけるポリエチレングリコール
　　　（PEG）およびプラセボによる治療前後の直腸感覚閾値

値は平均±標準偏差（SD）として示す.
* $p<0.05$，治療前と治療後の PEG 群
** $p<0.05$，治療前と治療後のプラセボ群
（Awad RA, et al. Colorectal Dis 2010; 12: 1131-1138 [20]）より許諾を得て転載）

current and emerging drug therapies. World J Gastroenterol 2014; **20**: 8898-8909（メタ）

10)　Fukudo S, Kaneko H, Akiho H, et al. Evidence-based clinical practice guidelines for irritable bowel syndrome. J Gastroenterol 2015; **50**: 11-30（ガイドライン）

11)　Krarup AL, Engsbro ALØ, Fassov J, et al. Danish national guideline: Diagnosis and treatment of Irritable Bowel Syndrome. Dan Med J 2017; **64**: pii: C5382（ガイドライン）

12)　Dupont C, Campagne A, Constant F. Efficacy and safety of a magnesium sulfate-rich natural mineral water for patients with functional constipation. Clin Gastroenterol Hepatol 2014; **12**: 1280-1287（ランダム）

13)　Nyberg C, Hendel J, Nielsen OH. The safety of osmotically acting cathartics in colonic cleansing. Nat Rev Gastroenterol Hepatol 2010; **7**: 557-564（ケースシリーズ）

14)　日本老年医学会 日本医療研究開発機構研究費・高齢者の薬物治療の安全性に関する研究 研究班（編）. 高齢者の安全な薬物療法ガイドライン 2015，日本老年医学会，メジカルビュー社．東京，2015（ガイドライン）

15)　医薬品・医療機器等安全性情報 No328. 2015/11/28
　　　https://www.pmda.go.jp/files/000208517.pdf#page=3（2020 年 3 月 6 日閲覧）［検索期間外文献］［ハンドサーチ］

16)　Belsey JD, Geraint M, Dixon TA. Systematic review and meta analysis: polyethylene glycol in adults with non-organic constipation. Int J Clin Pract 2010; **64**: 944-955（メタ）

17)　Mínguez M, López Higueras A, Júdez J. Use of polyethylene glycol in functional constipation and fecal impaction. Rev Esp Enferm Dig 2016; **108**: 790-806（メタ）

18)　Fleming V, Wade WE. A review of laxative therapies for treatment of chronic constipation in older adults. Am J Geriatr Pharmacother 2010; **8**: 514-550（メタ）

19)　Chapman RW, Stanghellini V, Geraint M, et al. Randomized clinical trial: macrogol/PEG 3350 plus electrolytes for treatment of patients with constipation associated with irritable bowel syndrome. Am J Gastroenterol 2013; **108**: 1508-1515（ランダム）

20)　Awad RA, Camacho S. A randomized, double-blind, placebo-controlled trial of polyethylene glycol effects on fasting and postprandial rectal sensitivity and symptoms in hypersensitive constipation-predominant irritable bowel syndrome. Colorectal Dis 2010; **12**: 1131-1138（ランダム）

CQ 3-13

IBS-C に刺激性下剤は有用か？

推奨

● IBS-C に刺激性下剤を投与する場合，原則として頓用で用いることを提案する.
【推奨の強さ：弱（合意率 100%），エビデンスレベル：D】

解説

　下剤（laxative）は非刺激性下剤（CQ 3-12 参照）と刺激性下剤に大別され，刺激性下剤はアントラキノン系，ジフェニルメタン系に分類される．アントラキノン系下剤の代表的なものが，日本で汎用されているセンナや大黄である.

　アントラキノン系薬剤を含む刺激性下剤に関して，IBS-C 患者および成人の慢性便秘症患者を対象とし，偽薬を対照とした RCT はないが，多くの総説，ガイドラインに記載されている[1~8]．頓用での使用が勧められているガイドライン[2,5]があり，わが国を中心に IBS-C 患者の治療に広く用いられている.

　近年では長期投与の安全性が示されていないアントラキノン系下剤の副作用が着目されており[8,9]，「高齢者の安全な薬物療法ガイドライン 2015」[10]のなかで，刺激性下剤の使用をできるだけ頓用とし必要最小限にとどめ，連用・濫用による習慣性の誘発を避けるように提言されている.

　一方，ジフェニルメタン系薬剤はビサコジル，ピコスルファートに代表される薬剤である．ビサコジルに関して，IBS-C 患者を対象とした RCT はないが，慢性便秘患者を対象にした RCT[11,12]で有効性が示されている．ピコスルファートに関して，IBS 患者を対象とした RCT はないが，慢性便秘患者を対象とした RCT で有効性が示されている[13,14]．その両者を比較した RCT[15]もまた報告されている．刺激性下剤の連用に対する安全性への懸念により，便秘症患者を対象としたビサコジルとピコスルファートの試験に対するシステマティックレビュー[16]が行われ，4 週までの安全性が報告されている（表 1）.

文献

1) Tack J, Fried M, Houghton LA, et al. Systematic review: the efficacy of treatments for irritable bowel syndrome: a European perspective. Aliment Pharmacol Ther 2006; **24**: 183-205（メタ）
2) Spiller R, Aziz Q, Creed F, et al. Clinical Services Committee of The British Society of Gastroenterology. Guidelines on the irritable bowel syndrome: mechanisms and practical management. Gut 2007; **56**: 1770-1798（ガイドライン）
3) Gwee KA, Bak YT, Ghoshal UC, et al. Asian Neurogastroenterology and Motility Association. Asian consensus on irritable bowel syndrome. J Gastroenterol Hepatol 2010; **25**: 1189-1205（メタ）
4) Jadallah KA, Kullab SM, Sanders DS. Constipation-predominant irritable bowel syndrome: a review of current and emerging drug therapies. World J Gastroenterol 2014; **20**: 8898-8909（メタ）
5) Fukudo S, Kaneko H, Akiho H, et al. Evidence-based clinical practice guidelines for irritable bowel syndrome. J Gastroenterol 2015; **50**: 11-30（ガイドライン）
6) Krarup AL, Engsbro ALØ, Fassov J, et al. Danish national guideline: Diagnosis and treatment of Irritable Bowel Syndrome. Dan Med J 2017; **64**: pii: C5382（ガイドライン）
7) Ulbricht C, Conquer J, Costa D, et al. An evidence-based systematic review of senna (Cassia senna) by the

表1　刺激性下剤の副作用発現

trials	interventions	patients (n)	total AE n (%)	severe/ serious AE n (%)	diarrhea n (%)	abdominal pain n (%)	headache n (%)	flatulence n (%)	nausea/ vomiting n (%)	hemorrhage n (%)	dizziness n (%)
Kamm ら 2011 [11]	placebo	121	45 (37)*	4 (3)**	2 (2)	6 (5.0)***	1 (6)	not reported	not reported	not reported	not reported
	bisacodyl	247	178 (72)*	17 (7)**	132 (53)	80 (32)***	8 (3)	not reported	not reported	not reported	not reported
Mueller-Lissner ら 2010 [14]	placebo	133 (FAS)	not reported	0 (0)	6 (5)	3 (2)	none	not reported	not reported	not reported	not reported
	sodium picosulfate	229 (FAS)	not reported	2 (1)	74 (32)	13 (6)	none	not reported	not reported	not reported	not reported
Kienzle-Horn ら 2007 [12]	bisacodyl	70	27 (39)****	0 (0)	not reported	5 (7)	6 (9)	5 (7)	5 (7)	not reported	not reported
	sodium picosulfate	74	24 (32)****	0 (0)	not reported	5 (7)	5 (7)	7 (10)	7 (10)	not reported	not reported
Soufi-Afshar 2016 [17]	pyridostigmine	34	1 (3)	0 (0)	0 (0)	0 (0)	0 (0)	0 (0)	1 (3)	0 (0)	0 (0)
	bisacodyl	34	0 (0)	0 (0)	0 (0)	0 (0)	0 (0)	0 (0)	0 (0)	0 (0)	0 (0)
Rider ら 1971 [18]	bisacodyl	51	17 (33)	0 (0)	1 (2)	15 (29)	1 (2)	0 (0)	0 (0)	0 (0)	0 (0)
	bisacodyl	51	30 (59)	3 (6)	3 (6)	24 (47)	0 (0)	0 (0)	4 (8)	2 (4)	1 (2)

* 少なくとも1つの副作用を有する患者が対象．** プラセボ群とビサコジル群の serious な副作用の患者はそれぞれ2人と1人．*** 腹痛と上腹痛の両方を含む．**** ビサコジル群の患者70人中15人（21%）から27の副作用が報告され，ピコスルファートの患者74人中17人（23%）から24の副作用が報告された．
(Noergaard M, et al. Scand J Gastroenterol. 2019; 54: 27-34 [16] より許諾を得て転載)

Natural Standard Research Collaboration. J Diet Suppl 2011; **8**: 189-238（メタ）

8） Wald A. Is chronic use of stimulant laxatives harmful to the colon? J Clin Gastroenterol 2003; **36**: 386-389（メタ）

9） Alsalimy N, Madi L, Awaisu A. Efficacy and safety of laxatives for chronic constipation in long-term care settings: A systematic review. J Clin Pharm Ther 2018; **43**: 595-605（メタ）

10） 日本老年医学会 日本医療研究開発機構研究費・高齢者の薬物治療の安全性に関する研究 研究班（編）．高齢者の安全な薬物療法ガイドライン 2015，日本老年医学会，メジカルビュー社，東京，2015（ガイドライン）

11） Kamm MA, Mueller-Lissner S, Wald A, et al. Oral bisacodyl is effective and well-tolerated in patients with chronic constipation. Clin Gastroenterol Hepatol 2011; **9**: 577-583（ランダム）

12） Kienzle-Horn S, Vix JM, Schuijt C, et al. Efficacy and safety of bisacodyl in the acute treatment of constipation: a double-blind, randomized, placebo-controlled study. Aliment Pharmacol Ther 2006; **23**: 1479-1488（ランダム）

13） Wulkow R, Vix JM, Schuijt C, et al. Randomised, placebo-controlled, double-blind study to investigate the efficacy and safety of the acute use of sodium picosulphate in patients with chronic constipation. Int J Clin Pract 2007; **61**: 944-950（ランダム）

14） Mueller-Lissner S, Kamm MA, Wald A, et al. Multicenter, 4-week, double-blind, randomized, placebo-controlled trial of sodium picosulfate in patients with chronic constipation. Am J Gastroenterol 2010; **105**: 897-903（ランダム）

15） Kienzle-Horn S, Vix JM, Schuijt C, et al. Comparison of bisacodyl and sodium picosulphate in the treatment of chronic constipation. Curr Med Res Opin 2007; **23**: 691-699（ランダム）

16） Noergaard M, Traerup Andersen J, Jimenez-Solem E, et al. Long term treatment with stimulant laxatives - clinical evidence for effectiveness and safety? Scand J Gastroenterol 2019; **54**: 27-34（メタ）

17） Soufi-Afshar I, Moghadamnia A, Bijani A, et al. Comparison of pyridostigmine and bisacodyl in the treatment of refractory chronic constipation. Caspian J Intern Med 2016; **7**: 19–24

18） Rider JA. Treatment of acute and chronic constipation with bisoxatin acetate and bisacodyl. Double-blind crossover study. Curr Ther Res Clin Exp 1971; **13**: 386–392

第3章　治療

IBS に抗うつ薬は有用か？

推 奨

●IBS に抗うつ薬（三環系抗うつ薬，SSRI）は有用であるが，副作用も少なくない
ため，病態に応じて症例を選択し，投与することを提案する．
【推奨の強さ：**弱**（合意率 92%），エビデンスレベル：**A**】

解説

IBS ではうつの合併も多く，また，病態のひとつである内臓知覚過敏による腹痛の改善を目的に用いられることから，抗うつ薬は IBS の治療薬として用いられている．抗うつ薬のうち，三環系抗うつ薬（TCA）や選択的セロトニン再取り込み阻害薬（SSRI）に対する論文は多いが，四環系抗うつ薬，セロトニン・ノルアドレナリン再取り込み阻害薬（SNRI）やノルアドレナリン作動性・特異的セロトニン作動性抗うつ薬（NaSSA）に関する論文は少ない．

TCA と SSRI に関するメタアナリシスでは，TCA，SSRI ともにプラセボと比較して，有意に IBS の腹痛や全般改善度および IBS 症状スコアを改善し，サブグループ解析では，SSRI は全般改善度を，三環系抗うつ薬は腹痛と症状スコアを改善させた（図1）という論文[1]がある一方で，12 の RCT を対象としたメタアナリシス[2]では，TCA は全般症状改善度や腹痛を有意に改善したが，SSRI では有意差がなかったとしている．また，29 文献を対象としたシステマティックレビュー[3]では，TCA に関連する 8 つの RCT のほぼすべてで有意に IBS の全般症状の改善が認められたが，SSRI では 4 論文で腹痛，症状の重症度，腹部膨満感，QOL の有意な改善を認めたものの，4 論文では有意な治療効果を認めなかったとしている．SSRI の IBS 症状に対する有用性に関しては，論文間で相違があった．

抗うつ薬の副作用や忍容性に関するシステマティックレビュー[4]では，三環系抗うつ薬は特に下痢型 IBS に有効であるが，眠気や便秘，口渇などの副作用が生じやすく，脱落例も多いことが指摘されたが，抗うつ薬の副作用に関するメタアナリシス[5]では，SSRI は便秘型 IBS に対してほぼ安全に使用できることが示された．

四環系抗うつ薬に関しては，ミアンセリンを機能性消化管疾患（IBS および NUD）に投与した RCT[5] 1 論文のみであるが，ミアンセリンはプラセボと比較して，有意に腹部症状を改善し，社会機能の障害を軽減させた．

SNRI に関しては，IBS 患者 15 例に，オープンラベルでデュロキセチンを投与したケースシリーズ[6]のみで，観察期間である 12 週間内服継続した 8 例では，IBS の腹痛や重症度，QOL，不安尺度などの有意な改善があった．しかし，主に便秘などの副作用で 7 例が脱落した．

NaSSA に関してはケースレポート[7]のみであり，大うつ病を合併していた IBS の女性に対してミルタザピンを投与したところ，抑うつ気分のみならず IBS 症状も軽快した．

抗うつ薬のうち，特に TCA と SSRI に関しては IBS への有用性を示すエビデンスが示されているが，抗うつ薬の使用においては，IBS のサブタイプや薬剤の副作用，抑うつや不安などの心理的要因の評価などを考慮した症例選択が必要であり，一般的な薬物療法でも十分な効果が得

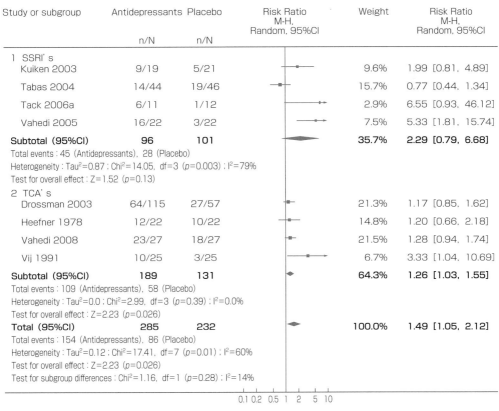

Study or subgroup	Antidepressants n/N	Placebo n/N	Risk Ratio M-H, Random, 95%CI	Weight	Risk Ratio M-H, Random, 95%CI
1 SSRI's					
Kuiken 2003	9/19	5/21		9.6%	1.99 [0.81, 4.89]
Tabas 2004	14/44	19/46		15.7%	0.77 [0.44, 1.34]
Tack 2006a	6/11	1/12		2.9%	6.55 [0.93, 46.12]
Vahedi 2005	16/22	3/22		7.5%	5.33 [1.81, 15.74]
Subtotal (95%CI)	96	101		35.7%	2.29 [0.79, 6.68]
Total events : 45 (Antidepressants), 28 (Placebo)					
Heterogeneity : Tau²=0.87, Chi²=14.05, df=3 (p=0.003) ; I²=79%					
Test for overall effect : Z=1.52 (p=0.13)					
2 TCA's					
Drossman 2003	64/115	27/57		21.3%	1.17 [0.85, 1.62]
Heefner 1978	12/22	10/22		14.8%	1.20 [0.66, 2.18]
Vahedi 2008	23/27	18/27		21.5%	1.28 [0.94, 1.74]
Vij 1991	10/25	3/25		6.7%	3.33 [1.04, 10.69]
Subtotal (95%CI)	189	131		64.3%	1.26 [1.03, 1.55]
Total events : 109 (Antidepressants), 58 (Placebo)					
Heterogeneity : Tau²=0.0 ; Chi²=2.99, df=3 (p=0.39) ; I²=0.0%					
Test for overall effect : Z=2.23 (p=0.026)					
Total (95%CI)	285	232		100.0%	1.49 [1.05, 2.12]
Total events : 154 (Antidepressants), 86 (Placebo)					
Heterogeneity : Tau²=0.12 ; Chi²=17.41, df=7 (p=0.01) ; I²=60%					
Test for overall effect : Z=2.23 (p=0.026)					
Test for subgroup differences : Chi²=1.16, df=1 (p=0.28) ; I²=14%					

0.1 0.2　0.5　1　2　5　10
Placebo　Antidepressive agent

図1　IBS の腹痛に対する抗うつ薬の有効性
　三環系抗うつ薬と SSRI の総合解析で，プラセボに対して有意な腹痛改善効果を認めた.

られない場合に使用を考慮する.

文献

1) Ruepert L, Quartero AO, de Wit NJ, et al. Bulking agents, antispasmodics and antidepressants for the treatment of irritable bowel syndrome. Cochrane Database Syst Rev 2011; (8): CD003460（メタ）

2) Xie C, Tang Y, Wang Y, et al. Efficacy and Safety of Antidepressants for the Treatment of Irritable Bowel Syndrome: A Meta-Analysis. PLoS One 2015; **10**: e0127815（メタ）

3) Kulak-Bejda A, Bejda G, Waszkiewicz N. Antidepressants for irritable bowel syndrome-A systematic review. Pharmacol Rep 2017; **69**: 1366-1379（メタ）

4) Friedrich M, Grady SE, Wall GC. Effects of antidepressants in patients with irritable bowel syndrome and comorbid depression. Clin Ther 2010; **32**: 1221-1233（メタ）

5) Tanum L, Malt UF. A new pharmachologic treatment of functional gastrointestinal disorder: a double-blind placebo-controlled study with mianserin. Scand J Gatroenterol 1996; **31**: 318-325（ランダム）

6) Brennan BP, Fogarty KV, Roberts JL, et al. Duloxetine in the treatment of irritable bowel syndrome: an open-label pilot study. Hum Psychopharmacol 2009; **24**: 423-428（ケースシリーズ）

7) Thomas SG. Irritable bowel syndrome and miltazapine. Am J Psychiatry 2000; **157**: 1341-1342（ケースシリーズ）

CQ 3-15

IBS に抗不安薬は有用か？

> **推奨**
>
> ● IBS では不安を合併することが多く，特に不安が強い症例において不安を軽減させることは IBS 症状の改善に関与する．不安の程度を評価し，病態に応じて抗不安薬を使用することを提案する．使用にあたっては，抗不安薬の依存性の問題を考慮し，漫然とした使用は避ける．
>
> 【推奨の強さ：**弱**（合意率 100%），エビデンスレベル：**B**】

解説

　本邦では，抗不安薬の主体であるベンゾジアゼピン系の薬剤処方数が欧米に比して多く，薬物依存の問題もあり適切な使用が求められている．しかし，IBS では不安を合併することも多く，不安症状と消化器症状が関連することも多いことから，抗不安薬を併用するケースも少なくない．

　やや古い文献[1]ではあるが，IBS に対する治療として，三環系抗うつ薬であるアミトリプチリンとベンゾジアゼピン系の抗不安薬であるクロルジアゼポキシドの併用，鎮痙薬，食物繊維の摂取およびプラセボについて二重盲検法で治療効果を比較した結果，アミトリプチリンとクロルジアゼポキシドの組み合わせが最も有効であり，さらに鎮痙薬，食物繊維を追加した群で治療効果が高かった．また，最近の文献[2]では，Rome II 基準で抽出した IBS 患者 186 例について，鎮痙薬であるオクタトロピンメチルブロマイドとジアゼパムの合剤とプラセボとの多施設二重盲検を実施した結果，投薬前の時点で腹痛または腹部不快感の強かった症例群において，実薬群はプラセボ群より有意に腹部症状を改善した．抗不安薬単独での検討ではなく，鎮痙薬を含んだ合剤での検討ではあるが，有効性が示唆された．さらに，Rome II 基準で抽出した下痢型 IBS 患者 200 例に対して，鎮痙薬であるピナベリウムとプラセボを投与した群とピナベリウムとセロトニン作動性の抗不安薬であるタンドスピロンを併用した群を比較検討した RCT[3]では，8週間の投薬後に，タンドスピロンを併用した群で腹痛および腹部不快感，下痢症状の有意な改善を認め，不安のスコアであるハミルトン不安評価尺度（HAM-A）のスコアも有意に改善した．タンドスピロンはセロトニン作動性の薬剤であり，ベンゾジアゼピン系の薬物依存の問題を考慮した場合に，IBS に対する抗不安薬の選択肢として有用である可能性が示された．

　不安を合併する IBS 症例に対して，抗不安薬を併用して不安の軽減をはかることは，IBS 症状全体のコントロールに有用と考えるが，不安症状を適切に評価し，抗不安薬の選択や投薬期間などについて十分に考慮して使用することが望ましく，漫然とした使用は避けるべきである．

文献

1) Nigam P, Kapoor KK, Rastog CK, et al. Different therapeutic regimens in irritable bowel syndrome. J Assoc Physicians India 1984; **32**: 1041-1044（ランダム）
2) Pace F, Maurano A, Ciacci C, et al. Octatropine methyl bromide and diazepam combination (Valpinax) in patients with irritable bowel syndrome: a multicentre, randomized, placebo-controlled trial. Eur Rev Med Pharmacol Sci 2010; **14**: 155-162（ランダム）
3) Lan L, Chen YL, Zhang H, et al. Efficacy of tandospirone in patients with irritable bowel syndrome-diarrhea and anxiety. World J Gastroenterol 2014; **20**: 11422-11428（ランダム）

IBS に心理療法は有用か？

●IBS に心理療法は有用であり，心理療法を実施することを推奨する．
【推奨の強さ：強（合意率 100%），エビデンスレベル：B 】

解説

　体系的な心理療法には，認知行動療法（cognitive behavior therapy：CBT），リラクセーション，催眠療法（hypnotherapy），マインドフルネス療法，ストレスマネジメント，力動的精神療法（dynamic psychotherapy）などがある．IBS に対するこれらの心理療法の効果に関する研究成果が集積されており，いくつかのメタアナリシス研究によって心理療法の有効性が確認されている．一方，医師が通常の臨床場面で広く実施している傾聴，受容，支持，保証をはじめとする簡易精神療法もまた心理療法のひとつである．

　2019 年に Ford らが報告したメタアナリシス[1]によると，抽出されたすべての心理療法による 35 の RCT の成績を一緒にした場合，その number needed to treat（NNT）は 4（95%CI 3.5〜5.5）であった．IBS 患者に対する認知行動療法，自律訓練法を含むリラクセーション，催眠療法，力動的精神療法ならびに複数の要素を組み合わせた心理療法（multi-component psychological therapy）は，対照治療（通常治療を含む）に比較してそれぞれ有意な症状改善効果を示した．ストレスマネジメント，簡略化した認知行動療法，マインドフルネス療法は，それぞれ有意な症状改善効果を示さなかった．一方，各心理療法による有害事象はほとんど報告されていない．しかし，これらの心理療法においては，統一されたプロトコールで実施されているわけではなく，対照治療あるいは主要評価項目なども一様ではないため，今後は共通の研究デザインの下で大規模な臨床試験が求められる．

　さらに，Laird らは IBS 患者に対する心理療法の心理社会的側面の効果に関するメタアナリシスを実施している[2]．その結果，31 の RCT 全体でみると，対照治療と比較して精神的健康（mental health）ならびに日常生活機能（daily functioning）の有意な改善効果を示した．精神的健康に対して，認知行動療法，催眠療法，力動的精神療法，リラクセーションは対照治療と比較してそれぞれ有効であり，治療法による効果の違いは認められなかった．一方，日常生活機能に対して，認知行動療法，催眠療法，力動的精神療法は対照治療に比較してそれぞれ有効であったが，リラクセーションは有意な効果を示さなかった．特に，認知行動療法と力動的精神療法は，リラクセーションと比較して有意な日常生活機能に対する改善効果を示した．しかし，個別療法と集団療法のタイプ，セッション回数（5〜12 回），1 回のセッション時間（30〜210 分間），セッション頻度（0.6〜2 回/週）による心理療法の精神的健康あるいは日常生活機能に対する改善効果の違いはそれぞれ認められなかった．

　体系的な心理療法の実施にあたっては，専門的知識や経験のある治療者を要するだけでなく 1 回の治療に多くの時間を費やすために，すべての医療機関で実施されているわけではない．費用対効果を考えると，簡便でかつ自宅でも実践しやすい心理療法の確立が求められる．最近，

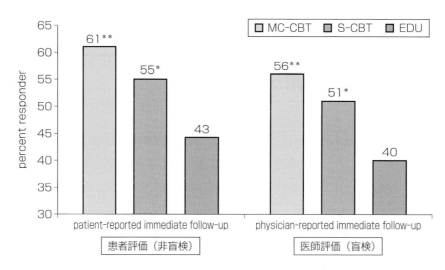

図 1　10 週間の心理療法終了時における IBS 症状の全般改善度 (ITT, intention-to-treat)

MC：minimal therapist contact（ホームワーク主体の認知行動療法），S：standard（医療機関での標準的な認知行動療法），EDU：education（対照治療としての患者教育）
** $p<0.01$, * $p<0.05$, vs. EDU
(Lackner JM, et al. Gastroenterology 2018; 155: 47-57 [3]) より許諾を得て転載)

難治性 IBS 患者に対するホームワークを主体としたプロトコール（10 週間に 4 回受診）による認知行動療法の成績は，週 1 回医療機関で実施する 10 セッションからなる標準的な認知行動療法の成績と同等に有効であり，かつ対照治療（患者教育）より有意に改善することが大規模な RCT によって確認された（図 1）[3]．一方，マインドフルネス療法は，「瞑想」を応用して開発された新しい心理療法のひとつであり，情動や身体感覚に対して価値判断をせずにその瞬間の現実を「ありのまま」に観察することを促進する技法である [4]．マインドフルネスの概念は近年社会に浸透しつつあるが，現時点では RCT を用いた IBS に対する本治療成績の報告は数少ないため，さらなる知見の集積が必要である．

　厳密には心理療法とは異なるが IBS に対するヨガ療法の RCT がいくつかある．対照治療（通常の薬物治療あるいは運動療法）と比較してヨガ療法による有意な IBS 症状改善が認められない成績が多数を占める [5]．ヨガ療法には様々なプロトコールが存在し，そのなかにはマインドフルネスで用いられる呼吸法あるいは瞑想を含むものがある．ヨガ療法においても IBS に対して効果的なプロトコールの確立とその検証が求められる．

　IBS に対する心理療法の奏功機序は完全には明らかにされていない．前述した心理社会的側面からの研究成果 [2] あるいは脳機能画像を用いた研究成果 [6] を考え合わせると，認知，行動，情動を調節する中枢の変化を介して消化器症状発現に関連する心理行動的変容を導くのではないかと想定される．

　以上より，IBS に対して心理療法は有用であると考えられる．体系的な心理療法が実施可能な医療機関においてはもちろんのこと，各医療機関の実情に即した簡易精神療法を含む心理療法を IBS に用いることを推奨する．ただし，心理療法を用いた RCT においては二重盲検化が困難であるとともに，対照群を通常治療実施患者または待機患者などに設定している研究が多い．

したがって，心理療法ではこれらのバイアスのために質の高いエビデンスが得られにくいことも十分認識するべきである．

▌文献▐

1) Ford AC, Lacy BE, Harris LA, et al. Effect of antidepressants and psychological therapies in irritable bowel syndrome: An updated systematic review and meta-analysis. Am J Gastroenterol 2019; **114**: 21-39 (メタ) ［検索期間外文献］ ［ハンドサーチ］

2) Laird KT, Tanner-Smith EE, Russell AC, et al. Comparative efficacy of psychological therapies for improving mental health and daily functioning in irritable bowel syndrome: A systematic review and meta-analysis. Clin Psychol Rev 2017; **51**: 142-152 (メタ)

3) Lackner JM, Jaccard J, Keefer L, et al. Improvement in gastrointestinal symptoms after cognitive behavior therapy for refractory irritable bowel syndrome. Gastroenterology 2018; **155**: 47-57 (ランダム)

4) Garland EL, Gaylord SA, Palsson O, et al. Therapeutic mechanisms of a mindfulness-based treatment for IBS: effects on visceral sensitivity, catastrophizing, and affective processing of pain sensations. J Behav Med 2012; **35**: 591-602

5) Schumann D, Anheyer D, Lauche R, et al. Effect of Yoga in the therapy of irritable bowel syndrome: A systematic review. Clin Gastroenterol Hepatol 2016; **14**: 1720-1731

6) Lackner JM, Lou Coad M, Mertz HR, et al. Cognitive therapy for irritable bowel syndrome is associated with reduced limbic activity, GI symptoms, and anxiety. Behav Res Ther 2006; **44**: 621-638

IBS に漢方薬は有用か？

推奨

● IBS に対して一部の漢方薬は有用であり，投与することを提案する．
【推奨の強さ：**弱**（合意率 100%），エビデンスレベル：**C**】

解説

漢方薬は，「生薬」と呼ばれる，自然界に存在する植物，動物や鉱物などの薬効となる部分を，通常は複数組み合わせて構成された医薬品であり，数多くの方剤の種類が存在する．中国の伝統医学で用いられている「中薬 traditional Chinese medicine」と，起源は同じでもわが国で独自に発展した漢方医学で用いられる「漢方薬 Kampo medicine」では，同じ名前の処方でも生薬の成分あるいは配合比率，投与量が同じとは限らない．日本独自の治療薬のために，IBS に対する漢方薬の有効性に関するエビデンス（特に RCT による成績）は非常に限られている．

IBS 患者に対する桂枝加芍薬湯の有効性が確認されている．佐々木らは IBS に対する 4 週間の桂枝加芍薬湯による多施設 RCT を実施した[1]．232 例（うちプラセボ群 108 例）の IBS 患者を評価した結果，最終全般改善度（中等度以上の改善：実薬群 50.9% vs. プラセボ群 47.9%），便形状，排便回数，残便感改善度それぞれについて両群間に有意な差は認められなかった．腹痛改善度では実薬群のほうがプラセボ群に比較して改善傾向を示した（$p = 0.051$）（図 1）．便通サブタイプによる病型別に評価した場合，下痢型において腹痛改善度では実薬群のほうがプラセボ群に比較して有意な改善が認められた（$p = 0.037$）（図 1）が，その他の病型（便秘型，交替型）においては有意な改善が示されなかった．さらに，桂枝加芍薬湯による重篤な副作用はほとんど認められなかった．水野らは 50 例の IBS 患者に対して 8 週間の桂枝加芍薬湯（26 例）の効果について臭化メペンゾラート（24 例）をコントロールとして比較した[2]．その結果，有効以上の全般改善率は桂枝加芍薬湯群（73%）のほうがコントロール群（46%）より有意に高かった（$p < 0.05$）が，各症状の改善率には有意な差は認められなかった．IBS 患者に対して 2 週間の桂枝加芍薬湯（23 例）と柴胡桂枝湯（23 例）の有効性を比較した石井らの RCT の結果では，50% の症状改善を示した症例は桂枝加芍薬湯群 74%，柴胡桂枝湯群 39% であった[3]．

IBS に対する桂枝加芍薬湯の奏功機序は十分解明されていないが，いくつかの基礎的研究報告がある．桂枝加芍薬湯は安静時のラット小腸運動を変化させなかったが，ネオスチグミンを投与して促進させた小腸通過時間を有意に抑制した[4]．桂枝加芍薬湯の成分である芍薬エキスは回腸平滑筋において迷走神経からのアセチルコリン遊離を抑制することが報告されている[5]．これらの結果より，桂枝加芍薬湯は消化管運動調整作用ならびに鎮痙作用を介して下痢，腹痛などの IBS 症状を改善させるのではないかと考えられる．

下痢型 IBS に対しては半夏瀉心湯の効果が報告されている．備前は 6 例の下痢型 IBS 患者に 7〜28 日間の半夏瀉心湯を投与した症例集積研究を実施した[6]．その結果，全般症状改善度は著明改善 2 例，改善 3 例，軽度改善 1 例であり，治療前に比較して治療後の腹痛ならびに便形状（軟便ほど大）スコアは有意に低下した．基礎的には，半夏瀉心湯は大腸粘膜内のプロスタグラ

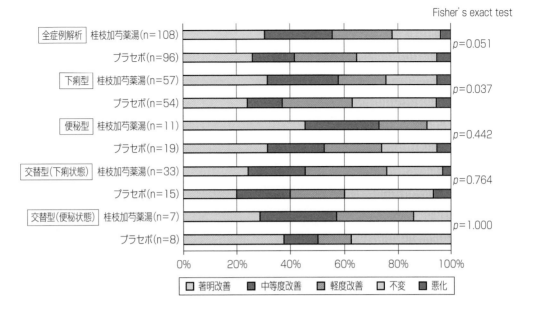

Fisher's exact test

図1　桂枝加芍薬湯とプラセボによるIBS全体・便通サブタイプ別の腹痛改善度
（佐々木大輔ほか．臨牀と研究 1998; 75: 1136-1152 [1) より引用]

ンジン E_2 量を減少させ，大腸内の水分吸収を促進させる作用を有する[7)]．さらには，ラット大腸において半夏瀉心湯は自発性収縮運動だけでなく経壁電気刺激によるコリン作動性の収縮反応も抑制することが確認された[8)]．

　便秘型IBSに対して大建中湯の有効性が示唆されている．腹部膨満を伴うIBS患者26例に対して大建中湯7.5〜15g/日を4〜8週間投与した武田らの症例集積研究の結果，腹部単純X線による腸管ガス面積の低下とともに腹部膨満，放屁，腹鳴，残便感の有意な改善を示した[9)]．Manabeらは，健常者に対して5日間のプラセボ（21例），大建中湯7.5g/日（19例）または15g/日（20例）のRCTによる消化管通過時間を評価した[10)]．その結果，大建中湯7.5g群はプラセボ群に比較して有意に上行結腸における通過時間の短縮が確認された．また，ラットにおいて大建中湯はプラセボと比較して大腸伸展刺激に対する腹痛反応を有意に抑制した[11)]．ビーグル犬を用いた検討では，大建中湯はTRPV1（transient receptor potential cation channel subfamily V member 1）受容体，アセチルコリン受容体，セロトニン3受容体を介して大腸収縮運動を亢進させる機序が明らかになった[12)]．したがって，IBSに対する大建中湯のRCTの成績はまだ報告されていないが，大建中湯はIBS（特に便秘型）病態の改善作用を有すると考えられる．

　一方，アントラキノン系の大黄を含む漢方薬（大黄甘草湯，麻子仁丸，桂枝加芍薬大黄湯など）は大腸運動促進作用を有すると考えられる．しかしながら，アントラキノン系の刺激性下剤を連用すると耐性の出現あるいは大腸メラノーシスをきたすことが知られており，大黄を含む漢方薬についても長期間の連用を避けて短期間の投与に留めることが望ましい．便秘型IBSに対する大黄を含有する各種の漢方薬の有効性に関する臨床成績はこれまで報告されていない．

　以上より，桂枝加芍薬湯，半夏瀉心湯，大建中湯はIBSに対して有効であると考えられ，投与することを提案する．ただし，優位な症状を考慮したうえで適切な漢方薬を選択する必要が

ある．近年，IBS 患者に対する漢方薬の臨床試験成績はあまり多く報告されていないために，さらなるエビデンスの集積が期待される．

文献

1) 佐々木大輔，上原 聡，樋渡信夫，ほか．過敏性腸症候群に対する桂枝加芍薬湯の臨床効果—多施設共同無作為割付群間比較臨床試験．臨牀と研究 1998; **75**: 1136-1152（ランダム）
2) 水野修一，永田勝太郎，吉田勝彦．過敏性腸症候群に対する桂枝加芍薬湯エキスの治療効果 臭化メペンゾラートとの比較試験．診断と治療 1985; **73**: 1143-1152（ランダム）
3) 石井 史，飯塚文瑛，長廻 紘，ほか．過敏性腸症候群に対する TJ-10 柴胡桂枝湯と TJ-60 桂枝加芍薬湯の治療効果の比較ならびに潰瘍性大腸炎に対する TJ-114 柴苓湯の治療効果の検討．Progress in Medicine 1993; **13**: 2893-2900（ランダム）
4) Saitoh K, Kase Y, Ishige A, et al. Effects of Keishi-ka-shakuyaku-to (Gui-Zhi-Jia-Shao-Yao-Tang) on diarrhea and small intestinal movement. Biol Pharm Bull 1999; **22**: 87-89
5) Maeda L, Shinozuka K, Baba K, et al. Effect of SHAKUYAKU Paeoniae Radix and KANZOH Glycylrrhizae Radix on ginea pig ileum. J Pharm Dyn 1983; **6**: 153-160
6) 備前 敦．心理的ストレスを伴う下痢型過敏性腸症候群に対する半夏瀉心湯（錠剤）の検討．医学と薬学 2012; **68**: 127-133（ケースシリーズ）
7) Kase Y, Hayakawa T, Ishige A, et al. The effects of Hange-shashin-to on the content of prostaglandin E$_2$ and water absorption in the large intestine of rats. Biol Pharm Bull 1997; **20**: 954-957
8) Kito Y, Teramoto N. Effects of Hange-shashin-to (TJ-14) and Keishi-ka-shakuyaku-to (TJ-60) on contractile activity of circular smooth muscle of the rat distal colon. Am J Physiol Gastrointest Liver Physiol 2012; **303**: G1059-G1066
9) 武田宏司，中川宏治，武藤修一，ほか．消化器内科領域における漢方．日本東洋心身医学研究 2010; **25**: 37-41（ケースシリーズ）
10) Manabe N, Camilleri M, Rao A, et al. Effect of daikenchuto (TU-100) on gastrointestinal and colonic transit in humans. Am J Physiol Gastrointest Liver Physiol 2010; **298**: G970-G975（ランダム）
11) Nakaya K, Nagura Y, Hasegawa R, et al. Dai-Kenchu-To, a herbal Medicine, attenuates colorectal distention-induced visceromotor responses in rats. J Neurogastroenterol Motil 2016; **22**: 686-693
12) Kikuchi D, Shibata C, Imoto H, et al. Intragastric Dai-Kenchu-To, a Japanese herbal medicine, stimulates colonic motility via transient receptor potential cation channel subfamily V member 1 in dogs. Tohoku J Exp Med 2013; **230**: 197-204

IBS に抗アレルギー薬は有用か？

推奨

● IBS に抗アレルギー薬は有用であり，行うよう推奨する．

【推奨の強さ：強（合意率 83%），エビデンスレベル：A】

解説

IBS の原因のひとつとして古くより食物アレルギーがあげられている[1]．

好酸球性胃腸炎も食物アレルギーの関与が想定されており，主な症状として腹痛が存在することから[2]，鑑別は必要である．

IBS 患者の大腸の生検検体の解析結果より，腸管神経に近接する大量のヒスタミンを脱顆粒する活性化した肥満細胞の数は腹痛の強度および頻度と相関していた[3]．

409 人の下痢型 IBS 患者を対象に，皮膚プリックテスト陽性で 1 ヵ月アレルギー除去食を摂取した群と抗アレルギー薬のクロモリン内服群はどちらも症状を有意に改善した[4]．

60 人の IBS 患者を対象としたランダム化比較試験では抗アレルギー薬のケトチフェンを 8 週間投与した群はプラセボを投与された群と比較して IBS 症状および生活の質の有意な改善を認めた[5]．

55 人の IBS 患者を対象とした二重盲検ランダム化比較試験では抗アレルギー薬のエバスチンを 12 週間投与された群はプラセボを投与された群と比較して IBS 症状の有意な改善を認めた[6]．

以上より抗アレルギー薬は IBS に有効であると考える．しかしながら，本邦において IBS に対する保険適用を有している抗アレルギー薬はないのが現状である．

文献

1) Nanda R, James R, Smith H, et al. Food intolerance and the irritable bowel syndrome. Gut 1989; **30**: 1099-1104

2) Kinoshita Y, Oouchi S, Fujisawa T. Eosinophilic gastrointestinal diseases - Pathogenesis, diagnosis, and treatment. Allergol Int 2019; **66**: 201-204 ［検索期間外文献］［ハンドサーチ］

3) Barbara G, Stanghellini V, De Giorgio R, et al. Activated mast cells in proximity to colonic nerves correlate with abdominal pain in irritable bowel syndrome. Gastroenterology 2004; **126**: 693-702 ［ハンドサーチ］

4) Stefanini GF, Saggioro A, Alvisi V, et al. Oral cromolyn sodium in comparison with elimination diet in the irritable bowel syndrome, diarrheic type. Multicenter study of 428 patients. Scand J Gastroenterol 1995; **30**: 535-541 （ランダム）

5) Klooker TK, Braak B, Koopman KE, et al. The mast cell stabiliser ketotifen decreases visceral hypersensitivity and improves intestinal symptoms in patients with irritable bowel syndrome. Gut 2010; **59**: 1213-1221 （ランダム）

6) Wouters MM, Balemans D, Van Wanrooy S, et al. Histamine receptor H_1-mediated sensitization of $TRPV_1$ mediates visceral hypersensitivity and symptoms in patients with irritable bowel syndrome. Gastroenterology 2016; **150**: 875-887 （ランダム）［ハンドサーチ］

第3章　治療

IBS に抗菌薬は有用か？

推 奨

●現在日本では，IBS の治療法として一部の非吸収性抗菌薬は有効であり，用いることを提案する．

【推奨の強さ：**弱**（合意率 100%），エビデンスレベル：**A**】

解説

　欧米では IBS に抗菌薬を用いた介入試験は複数あり，エビデンスの高い RCT によりその有効性が認められている．その機序として，IBS 病態のひとつと考えられている SIBO（small intestinal bacterial overgrowth；小腸での細菌の異常増殖）を抗菌薬が抑制すること，生体に悪影響を及ぼす菌の増殖を抑え，腸内細菌叢を適正化することなどが考えられている．用いられている抗菌薬は，非吸収性のリファキシミンの報告が多数を占め（図 1）[1~7]，ネオマイシンでの報告 [6,8] もみられる．

　IBS の治療法として一部の非吸収性抗菌薬は有効であり，用いることを提案する．

　しかしながら，本邦においてリファキシミンは IBS に対する保険適用は有しておらず，肝性脳症における高アンモニア血症の改善に対してのみ 2016 年 11 月より保険適用となっているのが現状である．リファキシミンの重大な副作用としては偽膜性腸炎があげられる．また，本邦 IBS 患者に対する投与の方法が定まっていないことは問題点としてあげられる．IBS に対して保険適用となっていないとはいえ，前回ガイドライン策定後に海外で IBS に対して多くの高いエビデンスを有するリファキシミンが本邦で利用可能になった現状に鑑み，推奨を前回ガイドライン時より変更するものである．また，他の感染症に対する診療と同様に便培養陽性だった場合に検出された菌に対して感受性を有する抗菌薬を投与するというアプローチも考えうるが，本邦 IBS 患者においてそのようなアプローチが有効であるかどうかについては今後，FRQ とし

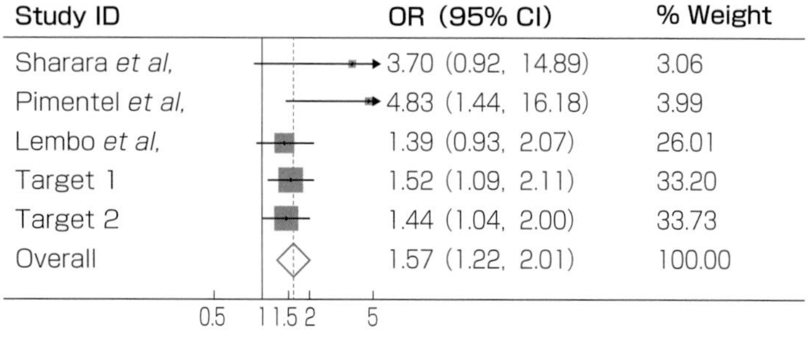

Study ID	OR（95% CI）	% Weight
Sharara *et al,*	3.70（0.92，14.89）	3.06
Pimentel *et al,*	4.83（1.44，16.18）	3.99
Lembo *et al,*	1.39（0.93，2.07）	26.01
Target 1	1.52（1.09，2.11）	33.20
Target 2	1.44（1.04，2.00）	33.73
Overall	1.57（1.22，2.01）	100.00

0.5　1 1.5 2　5

図 1　リファキシミンの IBS 症状への効果

（Menees SB, et al. Am J Gastroenterol 2012; 107: 28-35 [7] より許諾を得て転載）

て検討していくべきと考える.

文献

1) Pimentel M, Park S, Mirocha J, et al. The effect of a nonabsorbed oral antibiotic (rifaximin) on the symptoms of the irritable bowel syndrome: a randomized trial. Ann intern Med 2006; **145**: 557-563（ランダム）
2) Pimentel M. An evidence-based treatment algorithm for IBS based on a bacterial/SIBO hypothesis: part 2. Am J Gastroenterol 2010; **105**: 1227-1230（メタ）
3) Pimentel M, Lembo A, Chey WD, et al. Rifaximin therapy for patients with irritable bowel syndrome without constipation. N Engl J Med 2011; **364**: 22-32（メタ）
4) Schey R, Rao SS. Repeat Treatment With Rifaximin Is Safe and Effective in Patients With Diarrhea-Predominant Irritable Bowel Syndrome. Gastroenterology 2016; **151**: 1113-1121（ランダム）
5) Lembo A, Pimentel M, Rao SS, et al. Schey R, Rao SS. The role of rifaximin therapy in patients with irritable bowel syndrome without constipation. Expert Rev Gastroenterol Hepatol 2011; **5**: 461-464（ランダム）
6) Frissora CL, Cash BD. Review article: the role of antibiotics vs. conventional pharmacotherapy in treating symptoms of irritable bowel syndrome. Aliment Pharmacol Ther 2007; **25**: 1271-1281（メタ）
7) Menees SB, Maneerattannaporn M, Kim HM, Chey WD. The efficacy and safety of rifaximin for the irritable bowel syndrome: a systematic review and meta-analysis. Am J Gastroenterol 2012; **107**: 28-35（メタ）
8) Pimentel M, Chatterjee S, Chow EJ, et al. Neomycin improves constipation-predominant irritable bowel syndrome in a fashion that is dependent on the presence of methan gas: subanalysis of a double-blind randomized controlled study. Dig Dis Sci 2006; **51**: 1297-1301（ランダム）

CQ 3-20

IBS に補完代替医療は有用か？

推奨

●ペパーミントオイルは有用であり，使用することを提案する．
【推奨の強さ：**弱**（合意率 100%），エビデンスレベル：**A**】

解説

補完代替医療（complementary and alternative medicine：CAM）は多種多様あるが，IBS の治療として応用されているものとして，①瞑想，催眠，ヨガなど心身に働きかけるもの，②ハーブや自然食品を使用するもの，③プレバイオティクス，プロバイオティクス，④鍼灸，⑤漢方薬などがある．30~50%の IBS 患者が CAM を利用していて，その 50%以上の患者は 3 種以上の CAM を利用しているが，その事実を約半数の患者が医師に告げていない[1]．

①では瞑想，ヨガなどがあるが，これは CQ 3-16 に記載する

②ではペパーミントオイル，薬草（herbal medicine）がある．ペパーミントオイルは Ca チャネルを介して平滑筋を弛緩させ，IBS 症状を緩和すると推定される．多数の RCT で IBS に対する効果が示されており，腸溶性カプセルを 1 日 3 回食前投与され，4 つのメタアナリシスの結果，プラセボに比較して全般的 IBS 症状改善効果，腹痛改善効果が統計学的に有意に示された（図 1）[2~5]．薬草は複数の RCT で IBS に対する効果が示され，Tongxieyaofang の IBS-D に対するメタアナリシスの結果（3,062 名），標準治療に比較して有意な臨床的有効率が示されている[6]．STW5（Iberogast，9 種のハーブエキス混合液）はドイツで 50 年以上の使用歴があり，203 例の IBS に対する RCT の結果，腹痛スコア，IBS 関連症状スコアともに有意に軽減されていた[7]．

③プレバイオティクスのなかでは水溶性食物繊維の有効性を示す RCT，メタアナリシスが示され，プロバイオティクスは有効な傾向があるが，特定のものは推奨されない．これは CQ 3-6 に記載する．

④鍼治療（acupuncture）については複数の RCT，2 つのメタアナリシスで IBS[8]，IBS-D[9] に対する有効性が示されている．標準治療法または抗うつ薬にうまく反応しなかった場合は，代替として鍼治療を行うことを提案する．鍼治療と薬草の併用効果の有用性も RCT で示されている[8,10]．灸治療（moxibustion）については IBS，IBS-D に対する複数の RCT と 2 つのメタアナリシスがあり，全般的 IBS 症状改善，腹部膨満および排便頻度が改善することが示された[11,12]．

⑤漢方薬については CQ 3-17 に記載する

文献

1) Nguyen L. Complementary and alternative medicine for the management of irritable bowel syndrome. Gastroenterol Hepatol (N Y) 2018; **14**: 536-538
2) Cappello G, Spezzaferro M, Grossi L, et al. Peppermint oil (Mintoil) in the treatment of irritable bowel syndrome: a prospective double blind placebo-controlled randomized trial. Dig Liver Dis 2007; **39**: 530-536（ランダム）
3) Khanna R, MacDonald JK, Levesque BG. Peppermint oil for the treatment of irritable bowel syndrome: a systematic review and meta-analysis. J Clin Gastroenterol 2014; **48**: 505-512（メタ）

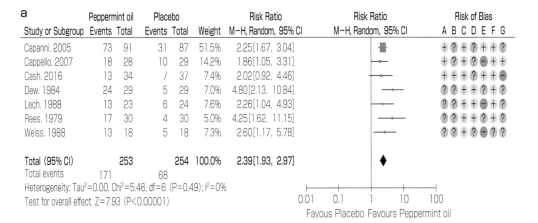

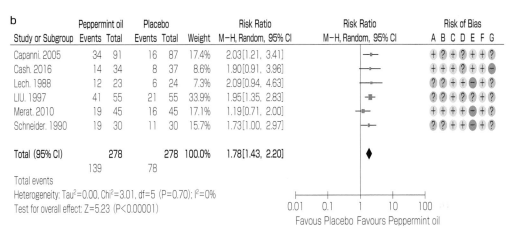

図1　ペパーミントオイル腸溶錠の IBS に対するプラセボ対照二重盲検比較試験のメタアナリシスのフォレストプロット

a：全般症状改善
b：腹痛改善
Risk of bias analysis. (A) Random sequence generation (selection bias); (B) Allocation concealment (selection bias); (C) Blinding of participants and personnel (performance bias); (D) Blinding of outcome assessment (detection bias); (E) Incomplete outcome data (attribution bias); (F) Selective reporting (reporting bias); (G) Industry funded. The risk of bias is displayed as low risk (light blue, +), unclear (grey, ?), or high risk (blue, −).
(Alammar N, et al. BMC Complement Altern Med 2019; 19: 21 [5] より引用・一部改変)

4)　Moayyedi P, Andrews CN, MacQueen G, et al. Canadian association of gastroenterology clinical practice guideline for the management of irritable bowel syndrome (IBS). J Can Assoc Gastroenterol 2019; **2**: 6-29（ガイドライン）

5)　Alammar N, Wang L, Saberi B, et al. The impact of peppermint oil on the irritable bowel syndrome: a meta-analysis of the pooled clinical data. BMC Complement Altern Med 2019; **19**: 21（メタ）

6)　Zhou Y, Han S, He Y. Clinical effects and safety of Tongxieyaofang on diarrhea predominant irritable bowel syndrome: a meta-analysis of randomized trails. Evid Based Complement Alternat Med 2019; **2019**: 4893876（メタ）

7)　Madisch A, Holtmann G, Plein K, Hotz J. Treatment of irritable bowel syndrome with herbal preparations: results of a double-blind, randomized, placebo-controlled, multi-centre trial. Aliment Pharmacol Ther 2004; **19**: 271-279（ランダム）

第3章　治療

8) Wu IXY, Wong CHL, Ho RST, et al. Acupuncture and related therapies for treating irritable bowel syndrome: overview of systematic reviews and network meta-analysis. Therap Adv Gastroenterol 2019; **12**: 1756284818820438 （メタ）

9) Zhu L, Ma Y, Ye S, Shu Z. Acupuncture for diarrhoea-predominant irritable bowel syndrome: a network meta-analysis. Evid Based Complement Alternat Med 2018; **2018**. 2890465 （メタ）

10) Yan J, Miao ZW, Lu J, et al. Acupuncture plus Chinese herbal medicine for irritable bowel syndrome with diarrhea: a systematic review and meta-analysis. Evid Based Complement Alternat Med 2019; **2019**: 7680963 （メタ）［検索期間外文献］［ハンドサーチ］

11) Park JW, Lee BH, Lee H. Moxibustion in the management of irritable bowel syndrome: systematic review and meta-analysis. BMC Complement Altern Med 2013, **13**: 247 （メタ）

12) Tang B, Zhang J, Yang Z, et al. Moxibustion for diarrhea-predominant irritable bowel syndrome: a systematic review and meta-analysis of randomized controlled trials. Evid Based Complement Alternat Med 2016; **2016**: 5105108 （メタ）

IBS に麻薬およびその類似薬は有用か？

推奨

● IBS の腹痛に麻薬は有用でなく，行わないよう提案する．
【推奨の強さ：**弱**（合意率 100%），エビデンスレベル：**C**】

解説

　IBS の病態に内臓知覚過敏が関係していることが，バロスタットを用いた検討により明らかとなった．

　標準的鎮痛薬（非ステロイド抗炎症薬，アセトアミノフェン，アスピリン），モルヒネなどの麻薬は IBS 関連痛を改善しない[1]．麻薬は，用量増大に関連した慢性・再発性腹痛（narcotic bowel syndrome：麻薬性腸管症候群）の原因となり，その治療効果を検討した文献はない．

　参考までに，eluxadoline について言及する．eluxadoline は経口薬で，中枢神経系には作用せず，腸管神経系にのみ作用するため，麻薬ならびにその類似薬とはされていない（CQ 3-4，CQ 3-8 を参照）．eluxadoline は μ/κ オピオイド受容体刺激作用と δ オピオイド受容体拮抗作用を合わせ持ち，IBS-D に対するプラセボに対する有効性が複数の RCT で示され[2~4]，安全性[5]，有効性[6]に関するメタアナリシスがある．eluxadoline は経口薬で，中枢神経系には作用せず，腸管神経系にのみ作用する．IBS-D の成人 2,427 例を対象にした RCT（第Ⅲ相試験）では，主要エンドポイント（第 1 週から第 12 週，および第 1 週から第 26 週における日数の 50% 以上で，腹痛の軽減，便の性状の改善の 2 つの効果が同じ日に確認された割合）はプラセボに比較して eluxadoline 75 mg，100 mg で有意に高率であった[3]．安全性に関するメタアナリシスでは，便秘と悪心が主な副作用（8%）であり，重篤な副作用は 4% 程度であった．急性膵炎（0.4%）と Oddi 括約筋の攣縮が報告されており，胆摘後，高齢者は慎重投与とされている[5,7]．

　κ オピオイド受容体作動薬である asimadoline や fedotozine の RomeⅡ による IBS を対象とした RCT が報告され，その IBS 症状に対する有効性は示されているが，その後の進展はない．

文献

1) Chen L, Ilham SJ, Feng B. Pharmacological approach for managing pain in irritable bowel syndrome: a review article. Anesth Pain Med 2017; **7**: e42747
2) Dove LS, Lembo A, Randall CW, et al. Eluxadoline benefits patients with irritable bowel syndrome with diarrhea in a phase 2 study. Gastroenterology 2013; **145**: 329-338（ランダム）
3) Lembo AJ, Lacy BE, Zuckerman MJ, et al. Eluxadoline for irritable bowel syndrome with diarrhea. N Engl J Med 2016; **374**: 242-253（ランダム）
4) Brenner DM, Sayuk GS, Gutman CR, et al. Efficacy and safety of eluxadoline in patients with irritable bowel syndrome with diarrhea who report inadequate symptom control with loperamide: RELIEF phase 4 study. Am J Gastroenterol 2019; **114**: 1502-1511（ランダム）［検索期間外文献］
5) Cash BD, Lacy BE, Schoenfeld PS, et al. Safety of Eluxadoline in Patients with Irritable Bowel Syndrome with Diarrhea. Am J Gastroenterol 2017; **112**: 365-374
6) Moayyedi P, Andrews CN, MacQueen G, et al. Canadian Association of Gastroenterology clinical practice guideline for the management of irritable bowel syndrome (IBS). J Can Assoc Gastroenterol 2019; **2**: 6-29（ガイドライン）
7) Camilleri M, Lembo A, Katzka DA. Opioids in gastroenterology: treating adverse effects and creating therapeutic benefits. Clin Gastroenterol Hepatol 2017; **15**: 1338-1349

第3章　治療

CQ 3-22

IBS の症状を有する者を放置しないこともしくは治療中断しないことは有用か？

推奨

● IBS の症状を有するものは，自殺行為や IBD，認知症，パーキンソン病の発症リスクがあり，放置しないことを提案する．

【推奨の強さ：**弱**（合意率 100%），エビデンスレベル：**C**】

解説

　IBS の症状を有する者を放置しないことは，IBS の症状がありながら医療機関を受診してない non-patient IBS 群を同定し，何らかの介入をした場合に，介入しない場合に比べて症状改善に何らかの優位性があるか否かを明らかにする必要がある．しかし，これについての介入研究報告はない．また，IBS の治療中断しないことは，概念的に有用であるが，それを証明した研究報告はない．

　この問題に答えるためには，IBS の自然史を知ることが必要になる．アジアからの IBS 自然史に関する報告はないと 2018 年の Gwee ら[1] のレビューで記載があるが，欧米からはいくつかの報告がある．米国ミネソタ州において地域住民の症状を 12 年にわたり経過観察した報告では[2]，初年度も 12 年後も観察集団の IBS 有病率は同等であったが，同一人が同じ状態を保った結果ではなく，当初 IBS 症状を有するなかで，約 30% は 12 年後に症状が消失していた．2016 年デンマークの一般住民の 3 年間経過をみた研究[3] では，初年度に IBS であったものが次年度も IBS であったものは 54% であり，ほぼ半数は IBS の診断基準を満たしていなかった．すなわち，IBS の症状は年単位でみると自然消滅することが少なくない．この自然史を考慮して，何らかの介入が有効である可能性があろうことを今後証明すべきであろう．

　興味深いことに，IBS 患者では自殺行為に及ぶ率が高いことが報告されている[4]．プライマリケアと二次，高次医療機関とに分けると，それぞれ 4，16，38% の自殺行為率との調査結果がある．活動期 IBD でも 15% であり，高次医療機関受診 IBS の自殺企図は高率である．しかもこの自殺企図率は随伴するうつ状態とは非依存性であり IBS に特有な因子がある可能性がある．この知見から，IBS でもより高次医療機関受診者は自殺企図の可能性が高率であり，放置せず，治療中断せず慎重に診療を継続する必要がある．

　IBS の治療中断しないことは有用なのかについては，IBS 患者群から発症しやすい他疾患の報告も考慮する必要がある．これまで IBS は，IBD，認知症，パーキンソン病発症リスクを高めることが報告されている（BQ 4-3 参照）．このことは IBS の治療がそれら疾患の発症リスクを減らすことを推定させるが，治療継続群と治療中断群でそれらの疾患リスクが減るのか否かを証明した報告はない．今後この CQ に対する答えを明らかにすべきである．

▌文献▌

1) Gwee KA, Ghoshal UC, Chen M. Irritable bowel syndrome in Asia: Pathogenesis, natural history, epidemiology, and management. J Gastroenterol Hepatol 2018; **33**: 99-110（メタ）

2) Halder SL, Locke GRⅢ, Schleck CD, et al. Natural history of functional gastrointestinal disorders: a 12-year longitudinal population-based study. Gastroenterology 2007; **133**: 799-807（コホート）

3) Krogsgaard LR, Engsbro AL, Jones MP, et al. The epidemiology of irritable bowel syndrome: Symptom development over a 3-year period in Denmark. A prospective, population-based cohort study. Neurogastroenterol Motil 2017; **29**: e12986（コホート）

4) Spiegel B, Schoenfeld P, Naliboff B. Systematic review: the prevalence of suicidal behaviour in patients with chronic abdominal pain and irritable bowel syndrome. Aliment Pharmacol Ther 2007; **26**: 183-193（メタ）

IBS に抗精神病薬・気分安定化薬は有用か？

回答

- IBS に抗精神病薬・気分安定化薬が有効というエビデンスは未集積である．難治性 IBS 患者の腹痛や精神症状の改善を目的として，これらの薬剤を併用することはあるが副作用も多く，今後の検討課題である．

解説

　最近の論文では，下痢型 IBS に対して，定型抗精神病薬である flupentixol と三環系抗うつ薬である melitracen の合剤（本邦未発売）と鎮痙薬である pinaverium bromide の併用に関するメタアナリシス[1] があり，pinaverium bromide 単独よりも melitracen を併用したほうが，消化器症状および不安，抑うつのスコアを改善したと報告されている．しかし，IBS の治療における抗精神病薬・気分安定化薬単独での RCT はなく，症例数が少ないケースシリーズや症例報告のみであり，エビデンスに乏しい．

　非定型抗精神病薬であるクエチアピンが有効であった難治性 IBS の症例報告[2] では，強い腹痛や抑うつ症状が改善したが，大うつ病および境界型パーソナリティ障害を合併したケースであった．また，IBS を含む機能性消化管疾患に対するクエチアピンの有効性を検討したケースシリーズ[3] では，11 例中 9 例が治療に満足しており，6 例で腹痛や不安などの全般症状が改善しているが，対象症例の 21 例中 10 例は，傾眠傾向やめまい，または，消化器症状が改善しないという理由で内服中止となっている．

　IBS に対する抗精神病薬および気分安定化薬の使用は，他剤では症状のコントロールが困難な重症患者に対する選択肢のひとつとして考えるべき[4] であり，薬剤の副作用が少なくないこと，また，このような難治例においては，抑うつ，不安，身体化など，心理的異常の評価も重要であることが少なくないことから，使用経験が豊富な専門家による処方が望ましい．

文献

1) Qin L, Qin J, Yang Q, et al. Efficacy and safety of pinaverium bromide combined with flupentixol-melitracen for diarrhea-type irritable bowel syndrome: A systematic review and meta-analysis. Medicine (Baltimore) 2019; **98**: e14064（メタ）
2) Martin-Blanco A, Pascual JC, Soler J, et al. Quetiapine in the treatment of refractory irritable bowel syndrome: a case study. Prog Neuropsychopharmacol Biol Psychiatry 2010; **34**: 715-716（ケースシリーズ）
3) Grover M, Dorn SD, Weinland SR, et al. Atypical antipsychotic quetiapine in the management of severe refractory functional gastrointestinal disorders. Dig Dis Sci 2009; **54**: 1284-1291（ケースシリーズ）
4) Drossman DA. Beyond tricyclics: new ideas for treating patients with painful and refractory functional gastrointestinal symptoms. Am J Gastroenterol 2009; **104**: 2897-2902

IBS に便移植は有用か？

回答

●IBS の治療法としての便移植は研究の途上にある．今後の研究結果の蓄積をみて判断する必要がある．

解説

IBS 患者に対する便移植は 2014 年にはじめて報告され，13 例中 9 例（70％）で症状の改善を認め，1 例において放屁の増加を認めた以外の有害事象を認めなかったことが報告された[1]．

本邦では 1 年以上の内科治療に抵抗性の Rome Ⅲ 基準に基づく IBS 10 例（そのうち 8 例が下痢型 IBS）に対して下部消化管内視鏡を用いて便移植が行われ，Bristol 便性状スケールによる便通評価において 10 例中 6 例で便性状は正常化し，腹部症状の改善を認めた一方で明らかな有害事象は認めなかったことが報告された．16S メタゲノム解析では便移植有効群では腸内細菌の多様性が改善していた．また，有効であったドナーの便においては，*Bifidobacterium* 属が豊富に含まれていた[2]．

自己便の投与を対照群とした無作為化比較試験では便移植 3 ヵ月の時点における症状の改善率が治療群では 65％（55 例中 36 例），対照群では 43％（28 例中 12 例）と治療群における改善率が有意に高かったことが報告されている．なお，この試験においては腸内細菌の変化については検討されていない[3]．

IBS 患者に対する便カプセルもしくは偽薬カプセルを 12 日間投与する無作為二重盲検プラセボ比較試験では投与 3 ヵ月後の時点においてプラセボ群と比較して便カプセル群では腸内細菌の多様性は改善していたものの，症状においてはプラセボ群において有意な改善が得られていたことが報告された[4]．

便カプセル投与後プラセボカプセル投与群とプラセボカプセル投与後便カプセル投与の二重盲検ランダム化クロスオーバー比較試験では投与 12 週の時点の比較において便カプセルとプラセボカプセルの 2 群間で IBS-SSS スコアに有意差を認めなかった[5]．

IBS に対する便移植のランダム化比較試験のメタアナリシスでは便移植 3 ヵ月の時点での症状改善はプラセボと比較して同等であった．サブ解析では投与方法として内視鏡を用いた単回投与でドナー便移植の自己便移植に対する優位性が示唆された（number needed to treat ＝ 5，相対危険度 1.59，95％CI 1.06〜2.39）ものの，IBS に対する便移植の推奨度は低いとされた[6]．

単一群試験のメタアナリシスでは症状が改善した症例の割合は 59.5％ と良好な成績を示した一方で（図 1），ランダム化比較試験のメタアナリシスでは FMT（fecal microbiota transplantation）群と対照群との間で症状の改善に関して有意な差を見い出せなかった（リスク比 0.93）（図 2）[7]．

これらで示されるように一定の見解は得られておらず，現時点では IBS に対する治療法として便移植の有効性は検討段階といえる．IBS に限ったことではないが，便移植は投与経路として内視鏡や注腸，便カプセルなどの方法があること，便も採取直後のものを用いるか，あらかじめ凍結しておいたものを解凍して使用するのかといった便の状態や研究デザインとして対照群

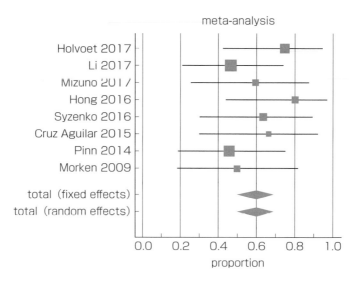

meta-analysis

Holvoet 2017
Li 2017
Mizuno 2017
Hong 2016
Syzenko 2016
Cruz Aguilar 2015
Pinn 2014
Morken 2009

total（fixed effects）
total（random effects）

0.0　0.2　0.4　0.6　0.8　1.0
proportion

図1　単一群試験のメタアナリシス
（Myneedu K, et al. United European Gastroenterol J 2019; 7: 1033-1041 [7]より許諾を得て転載）

Study of subgroup	FMT Events	Total	Control Events	Total	Weight	Risk ratio M-H, Random, 95% CI	Risk ratio M-H, Random, 95% CI
Aroniadis, 2018	10	24	15	24	25.9%	0.67 [0.38, 1.17]	
Halkjær, 2018	8	22	19	24	25.4%	0.46 [0.25, 0.83]	
Holvoet, 2018	20	42	6	21	22.4%	1.67 [0.79, 3.53]	
Johnsen, 2018	31	55	10	28	26.2%	1.58 [0.91, 2.73]	
Total (95% CI)		143		97	100.0%	0.93 [0.50, 1.75]	
Total events	69		50				

Heterogeneity: Tau²=0.31; Chi²=12.88, df=3(P=0.005); I²=77%
Test for overall effect: Z=0.21(P=0.83)

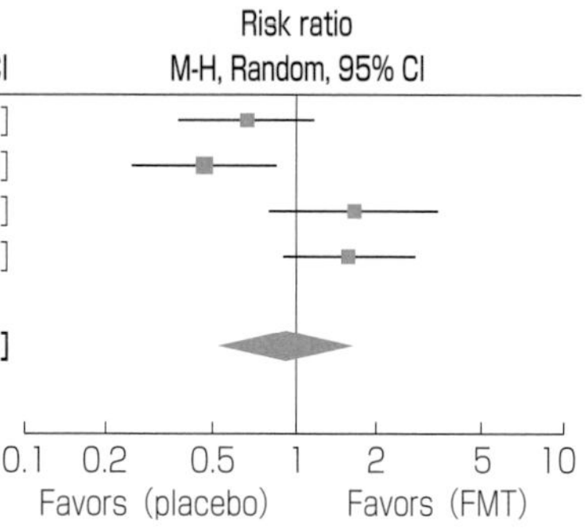

0.1　0.2　0.5　1　2　5　10
Favors (placebo)　　Favors (FMT)

図2　ランダム化比較試験のメタアナリシス
（Myneedu K, et al. United European Gastroenterol J 2019; 7: 1033-1041 [7]より許諾を得て転載）

の設定方法，ドナー便の由来，投与回数など，多くの因子が試験デザインにかかわっている．慢性疾患である IBS においては便移植後の腸内細菌の変化は永続的なのか，そうでなければ，どれくらいの期間，持続するのか，それに伴って反復投与も必要なのか，という点についても明らかにしていく必要がある [7]．

　さらなる大規模研究や新たな投与方法に関する技術革新など今後の展開が期待される．

▌文献▌

1）Pinn DM, Aroniadis OC, Brandt LJ. Is fecal microbiota transplantation the answer for irritable bowel syndrome? A single-center experience. Am J Gastroenterol 2014; **109**: 1831-1832. ［ハンドサーチ］

2）Mizuno S, Masaoka T, Naganuma M, et al. Bifidobacterium-rich fecal donor may be a positive predictor for successful fecal microbiota transplantation in patients with irritable bowel syndrome. Digestion 2017; **96**: 29-38

3) Johnsen PH, Hilpüsch F, Cavanagh JP, et al. Faecal microbiota transplantation versus placebo for moderate-to-severe irritable bowel syndrome: a double-blind, randomised, placebo-controlled, parallel-group, single-centre trial. Lancet Gastroenterol Hepatol 2018; **3**: 17-24（ランダム）

4) Halkjaer SI, Christensen AH, Lo BZS, et al. Faecal microbiota transplantation alters gut microbiota in patients with irritable bowel syndrome: results from a randomised, double-blind placebo-controlled study. Gut 2018; **67**: 2107-2115（ランダム）

5) Aroniadis OC, Brandt LJ, Oneto C, et al. Faecal microbiota transplantation for diarrhoea-predominant irritable bowel syndrome: a double-blind, randomised, placebo-controlled trial. Lancet Gastroenterol Hepatol 2019; **4**: 675-685（ランダム）［ハンドサーチ］

6) Xu D, Chen VL, Steiner CA, et al. Efficacy of fecal microbiota transplantation in irritable bowel syndrome: a systematic review and meta-analysis. Am J Gastroenterol 2019; **114**: 1043-1050（メタ）［ハンドサーチ］

7) Myneedu K, Deoker A, Schmulson MJ, Bashashati M. Fecal microbiota transplantation in irritable bowel syndrome: A systematic review and meta-analysis. United European Gastroenterol J 2019; **7**: 1033-1041（メタ）［ハンドサーチ］

8) D'Haens GR, Jobin C. Fecal microbial transplantation for diseases beyond recurrent Clostridium Difficile infection. Gastroenterology 2019; **157**: 624-636 ［ハンドサーチ］

第3章 治療

FRQ **3-3**

IBS には重症度に応じた治療が有用か？

回答

● IBS の重症度の概念は臨床的に重要であり，下痢，便秘，腹痛といった症状の重症度に応じた治療も実施されているが，直接の介入研究によって「重症度に応じた治療」と「重症度にかかわらず実施する治療」を比較した検証結果は報告されておらず，今後の検討課題である．

解説

　IBS の重症度の概念は臨床的に重要であり，治療計画の決定において有用である．IBS-severity scoring system（IBS-SSS）などの指標が臨床試験などで使用されているが，合意は得られていない[1]．

　IBS の治療において，IBS-M への便通に応じた治療，IBS-C の腹痛に応じた治療など，下痢，便秘，腹痛，腹部膨満感といった症状の重症度に応じた治療が試みられているが[2]，直接の介入研究によって「重症度に応じた治療」と「重症度にかかわらず実施する治療」を比較した検証結果は報告されておらず，今後の検討課題である．

　下痢に対しては，ロペラミド塩酸塩，食事制限（低グルテン，低 FODMAP），胆汁酸吸着薬，プロバイオティクス，リファキシミン，5-HT$_3$ 拮抗薬（アロセトロン，オンダンセトロン，ラモセトロン），eluxadoline などの有効性を示す RCT がある．

　便秘に対しては，ポリエチレングリコール（PEG），ルビプロストン，リナクロチドの有効性を示す RCT がある．

　腹痛に対しては，鎮痙薬（dicyclomine，otilonium bromide），ペパーミントオイル，抗うつ薬，SSRI，ルビプロストン，リナクロチドの有効性を示す RCT がある．

文献

1) Drossman DA, Chang L, Bellamy N, et al. Severity in irritable bowel syndrome: a Rome Foundation working team report. Am J Gastroenterol 2011; **106**: 1749-1759
2) Mearin F, et al. Bowel Disorders. Gastroenterology 2016; **150**: 1393-1407

第4章
予後・合併症

IBS の生命予後，QOL や受療行動への影響は？

回答

● IBS が生命予後に影響を与えるか否かについては明確なエビデンスはない．IBS では健康関連 QOL は大幅に低下している．腹部症状（疼痛や下痢）の重症度や心理的異常が受療行動に関連する．

解説

1. 予後

IBS が生命予後に影響を与えるか否かについては明確なエビデンスはない．長期予後は今後検討されるべき問題である．予後に影響を与える可能性として，IBS 患者では自殺行為に及ぶ率が高いこと注目される[1]．プライマリケアと二次，高次医療機関とに分けると，それぞれ 4，16，38％の自殺行為率との調査結果がある．活動期 IBD でも 15％であり，高次医療機関受診 IBS の自殺企図は高率である．しかもこの自殺企図率は随伴するうつ状態とは独立しており IBS に特有な因子がある可能性がある．

2. quality of life (QOL)

IBS では QOL が著しく低下しており日常生活の質が損なわれている．米国の一般人口と IBS（非受診）を比較した検討[2]では，SF-36 全 8 項目で IBS の QOL が低下していたことが報告された．胃食道逆流症（GERD）や重度腎疾患と比較しても項目によっては QOL の低下が示された．わが国での Kanazawa ら[3]，Kaji ら[4]の健診受診者の解析からも IBS で QOL が低下していることが示されている．QOL のスコアは IBS 患者のほうが非受診 IBS よりも半数の項目で有意に低値であった．すなわち，IBS では QOL が大幅に障害され，より QOL が低下すると医療機関を受診することが示唆される．一方，医療機関を受診した IBS 患者での検討では，重度の IBS 患者の QOL 低下には腹部症状と精神的な症状がそれぞれ独立して関与している[5]．別の研究[6]によると IBS の QOL 低下には，消化器症状よりむしろ消化器外症状が関連していると報告している．システマティックレビュー[7]によると IBS に関連した痛みを治療で改善させると QOL が向上することも明らかにされ，これが日常診療で医療機関を受診する IBS 患者を治療すべき根拠であろう．Parker ら[8]は，18 歳からの negative events の蓄積がより IBS 患者の症状悪化や QOL を低下させることを報告しており興味深い．

3. 受療行動

医療機関を受診する IBS 患者は，IBS 症状はあるが受診しない地域住民と比べて，疼痛や下痢の重篤度が高い，疼痛の持続時間が長い，健康懸念が強いことが明らかにされている[9,10]．加えて，IBS に合併するうつや不安状態が受療行動に関与するとする報告があるが[11~13]，一方でうつや不安などの精神的要因が受療行動に影響しないとする報告もある[10,14~16]．以上のことより，医療機関の受療行動については，腹部症状がつらいことに加えて，何か自分は重篤な病気になっ

ているかも知れないと考える健康懸念を感じている可能性や，うつ状態や不安症などの精神的問題点を抱えている可能性がある．受診するか否かについての因子に加えて，医療機関を受診しているIBS患者のなかでも，通常の受診群と高頻度の医療機関受診群があり，医療費の観点からの解説がある[17]．一般人口における調査で，IBS患者の半数は集団と同等の医療費であるが，14%のIBS患者で約5倍の費用がかかっていた．一部のIBS患者で医療全体に対する需要が高いことが示唆される．医療機関の高頻度の受診はIBS関連症状のみならず，抑うつや身体化などの心理社会的要因に起因する医療費である．心理的な治療で医療費が25%抑制されるとする報告からも裏づけられる．IBSはその重篤度によって一般医から消化器専門医そして心療内科/精神科専門医の診療が必要になる疾患と位置づけられており[17]，IBS患者のなかでも特に医療機関の高頻度受診群には，心理社会的な問題が深く根底にあることを考えるべきである．

▌文献▌

1) Spiegel B, Schoenfeld P, Naliboff B. Systematic review: the prevalence of suicidal behaviour in patients with chronic abdominal pain and irritable bowel syndrome. Aliment Pharmacol Ther 2007; **26**: 183-193（メタ）

2) Gralnek IM, Hays RD, Kilbourne A, et al. The impact of irritable bowel syndrome on health-related quality of life. Gastroenterology 2000; **119**: 654-660（ケースコントロール）

3) Kanazawa M, Endo Y, Whitehead WE, et al. Patients and nonconsulters with irritable bowel syndrome reporting a parental history of bowel problems have more impaired psychological distress. Dig Dis Sci 2004; **49**: 1046-1053（ケースコントロール）

4) Kaji M, Fujiwara Y, Shiba M, et al. Prevalence of overlaps between GERD, FD and IBS and impact on health-related quality of life. J Gastroenterol Hepatol 2010; **25**: 1151-1156（ケースコントロール）

5) Creed F, Ratcliffe J, Fernandez L, et al. Health-related quality of life and health care costs in severe, refractory irritable bowel syndrome. Ann Intern Med 2001; **134**(9 Pt 2): 860-868（ケースコントロール）

6) Spiegel BM, Gralnek IM, Bolus R, et al. Clinical determinants of health-related quality of life in patients with irritable bowel syndrome. Arch Intern Med 2004; **164**: 1773-1780（ケースコントロール）

7) El-Serag HB, Olden K, Bjorkman D. Health-related quality of life among persons with irritable bowel syndrome: a systematic review. Aliment Pharmacol Ther 2002; **16**: 1171-1185（メタ）

8) Parker CH, Naliboff BD, Shih W, et al. Negative events during adulthood are associated with symptom severity and aktered stresss responses in patients with irritable bowel syndrome. Clin Gastroenterol Hepatol 2019; **17**: 2245-2252（ケースコントロール）

9) Drossman DA, McKee DC, Sandler RS, et al. Psychosocial factors in the irritable bowel syndrome: a multivariate study of patients and nonpatients with irritable bowel syndrome. Gastroenterology 1988; **95**: 701-708（ケースコントロール）

10) Talley NJ, Boyce PM, Jones M. Predictors of health care seeking for irritable bowel syndrome: a population based study. Gut 1997; **41**: 394-398（ケースコントロール）

11) Whitehead WE, Bosmajian L, Zonderman AB, et al. Symptoms of psychologic distress associated with irritable bowel syndrome: comparison of community and medical clinic samples. Gastroenterology 1988; **95**: 709-714（ケースコントロール）

12) Smith RC, Greenbaum DS, Vancouver JB, et al. Psychosocial factors are associated with health care seeking rather than diagnosis in irritable bowel syndrome. Gastroenterology 1990; **98**: 293-301（ケースコントロール）

13) Walker EA, Roy-Byrne PP, Katon WJ. Irritable bowel syndrome and psychiatric illness. Am J Psychiatry 1990; **147**: 565-572（ケースコントロール）

14) Koloski NA, Talley NJ, Boyce PM. Epidemiology and health care seeking in the functional GI disorders: a population-based study. Am J Gastroenterol 2002; **97**: 2290-2299（ケースコントロール）

15) Hillilä MT, Siivola MT, Färkkilä MA. Comorbidity and use of health-care services among irritable bowel syndrome sufferers. Scand J Gastroenterol 2007; **42**: 799-806（ケースコントロール）

16) Lee S, Wu J, Ma YL, et al. Irritable bowel syndrome is strongly associated with generalized anxiety disorder: a community study. Aliment Pharmacol Ther 2009; **30**: 643-651（ケースコントロール）

17) Levy RL, Olden KW, Naliboff BD, et al. Psychosocial aspects of the functional gastrointestinal disorders. Gastroenterology 2006; **130**: 1447-1458（メタ）

BQ 4-2

IBS の消化管合併症とは？

回答

● IBS の消化管合併症として FD，GERD，IBD が知られている．

解説

1. 合併症

IBS の合併症としては消化管合併症として FD，GERD，IBD が知られている．

2. functional dysplasia（FD）

IBS の約 40％に FD が重複するとされる[1]．しかし，FD の重複率が高いかにについてのシステマティックレビューはない．本邦では 4 件の論文[2~5]がみられ，いずれも RomeⅢ基準で診断が行われている．①インターネットでの一般生活者を対象とした調査では IBS に FD が重複する頻度は 19.3％，非 IBS のそれは 4.5％，②男性下痢型 IBS では IBS に FD が重複する頻度は 24％，非 IBS のそれは 2.9％，③定期健康診断受診者では IBS に FD が重複する頻度は 24.1％，非 IBS のそれは 7.8％，④地域基幹病院消化器内科外来受診者では IBS に FD が重複する頻度は 36.4％，非 IBS のそれは 27.9％と IBS 患者では FD の重複頻度が高い．2019 年の von Wulffen ら[6]の報告では，医療機関受診者の IBS と FD の overlap について，SAGIS 指標を用いた診断では機能性消化管疾患の 64％が IBS と FD の合併であり IBS 単独が 29％と報告された．年齢性別や IBS のサブタイプは overlap に関与せず，興味深いことに IBS の症状が強いほうが IBS 単独よりも FD/IBS の overlap に関与する．この論文からは FD の overlap は IBS の症状がより強い患者群で高率になることを予想させる．一般人口での検討などでは，IBS の診断基準を満たしながら医療機関を受診しない群，すなわち IBS の症状がそれほど強くない人たちが大部分を占めると，IBS に FD の overlap が医療機関受診者より低くなると推定される．

3. gastroesophageal reflux disease（GERD）

Nastaskin ら[7]によるシステマティックレビューがある（2006 年）．IBS に GERD が合併する率は 39.3％であった．一方，非 IBS での GERD 合併率は 16.6％であり，IBS に GERD が合併する率は非 IBS のそれより高いと結論づけている．本邦からは Kaji らの報告がある（2010 年）[4]．定期健康診断受診者 2,680 人では，IBS が 14.2％，GERD が 7.7％みられた（図 1）．IBS に GERD 合併は 16.0％，非 IBS のそれは 6.4％とし，オッズ比は 2.81（95％CI 2.04~3.88）となる．2012 年 IBS と GERD の合併に関して Lovell ら[8]によるメタアナリシスが発表された．それによると，IBS に食道逆流様の症状が認められたのは 42％（95％CI 30.0~55.0）であり，IBS でない群と比べてオッズ比 4.17（95％CI 2.85~6.09）と高率であった．以上から IBS に GERD の合併は本邦でも海外でも 3~4 倍程度と推定できる．

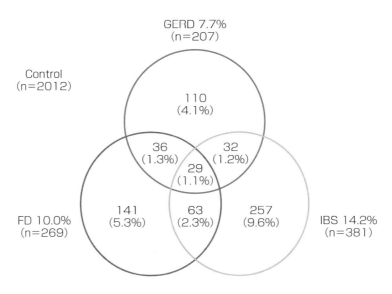

図1 GERD, FD, IBS のオーバーラップ

(Kaji, et al. J Gastroenterol Hepatol 2010; 25: 1151-1156 [4]より引用)

4. inflammatory bowel disease (IBD)

　2012 年の Halpin と Ford による 13 論文 1,703 人の IBD 患者のシステマティックレビュー/メタアナリシス [9]では，IBD の 39％に IBS を認めている．コントロールに比較しオッズ比は 4.89（95％CI 3.43〜6.98）．寛解期の IBD でもオッズ比は 4.39（95％CI 2.24〜8.61）で Crohn 病（CD）のほうが潰瘍性大腸炎（UC）より IBS の合併率が高いオッズ比 1.62（95％CI 1.21〜2.18）．IBS が IBD に移行するかについては前向きコホート研究 [10]がある．英国のウェールズ地方で FD，IBS 各 250 人，一般人コホート 20,000 人を 3 年間追跡した検討から，IBS から IBD に移行する相対リスクは 16.3（6.6〜40.7）［UC 12.5（3.6〜43.2），CD 21.9（5.6〜85.1）］であるとした [10]．一方，FD から IBD への移行の相対リスクの増加はなかった．以上からは IBD に IBS は高率に合併するが，IBS から IBD への移行も高率である．

▌文献▌

1) Riedl A, Schmidtmann M, Stengel A, et al. Somatic comorbidities of irritable bowel syndrome: a systematic analysis. J Psychosom Res 2008; **64**: 573-582（メタ）
2) 木下芳一．消化器症状についての QOL 問診票「出雲スケール」の至便性の検討—疾患該当者へのアンケート調査．新薬と臨牀 2010; **59**: 1248-1257（横断）
3) 三輪洋人．本邦における下痢症状を主訴とする過敏性腸症候群患者に関する実態調査—J-ROADⅡ: Japanese research of abdominal symptoms for IBSⅡ．診断と治療 2009; **97**: 1079-1086（横断）
4) Kaji M, Fujiwara Y, Shiba M, et al. Prevalence of overlaps between GERD, FD and IBS and impact on health-related quality of life. J Gastroenterol Hepatol 2010; **25**: 1151-1156（横断）
5) Nakajima S, Takahashi K, Sato J, et al. Spectra of functional gastrointestinal disorders diagnosed by RomeⅢ integrative questionnaire in a Japanese outpatient office and the impact of overlapping. J Gastroenterol Hepatol 2010; **25** (Suppl 1): S138-S143（横断）
6) von Wulffen M, Talley NJ, Hammer J, et al. Overlap of Irritable Bowel Syndrome and Functional Dyspepsia in the Clinical Setting: Prevalence and Risk Factors. Dig Dis Sci 2019; **64**: 480-486（ケースコントロール）
7) Nastaskin I, Mehdikhani E, Conklin J, et al. Studying the overlap between IBS and GERD: a systematic review of the literature. Dig Dis Sci 2006; **51**: 2113-2120（メタ）

8) Lovell RM, Ford AC. Prevalence of gastro-esophageal reflux-type symptoms in individuals with irritable bowel syndrome in the community: a meta-analysis. Am J Gastroenterol 2012; **107**: 1793-1801（メタ）

9) Halpin SJ, Ford AC. Prevalence of symptoms meeting criteria for irritable bowel syndrome in inflammatory bowel disease: systematic review and meta-analysis. Am J Gastroenterol 2012; **107**: 1474-1482（メタ）

10) García Rodríguez LA, Ruigómez A, Wallander MA, et al. Detection of colorectal tumor and inflammatory bowel disease during follow-up of patients with initial diagnosis of irritable bowel syndrome. Scand J Gastroenterol 2000; **35**: 306-311（コホート）

BQ 4-3

IBS の消化管外合併症とは？

回答

● IBS の合併症として消化管外の身体疾患として線維筋痛症，慢性疲労症候群，慢性骨盤痛，顎関節症，間質性膀胱炎，月経前症候群，気管支喘息，認知症やパーキンソン病，あるいは精神的異常が知られている．

解説

1. 合併症

　IBS の合併症としては消化管外の身体疾患として線維筋痛症，慢性疲労症候群，慢性骨盤痛，顎関節症，間質性膀胱炎，月経前症候群，気管支喘息，認知症やパーキンソン病，あるいは精神的異常が知られている．しかしながら IBS に並存する合併症が，IBS が大元にあり発症するものなのか否かは明確ではなく，今後明らかにされるべき問題である．

2. 身体障害

　IBS の多くが，頭痛，非心臓性胸痛，腰背部痛，排尿時不快感などの機能性疾患症状を訴える．IBS に合併する消化管外の身体障害に関するシステマティックレビュー（2002 年）から，IBS 特異的に合併する身体障害として，線維筋痛症，慢性疲労症候群，慢性骨盤痛，顎関節症，間質性膀胱炎，月経前症候群，気管支喘息が高率に合併する[1]．

3. 精神疾患

　IBS と精神疾患の合併を評価した多数のシステマティックレビュー[1]から，IBS の半数以上は 1 つ以上の精神疾患の診断基準を満たす．多くの研究では IBS は，不安，うつ，身体化障害などの合併が多いとされる．感染性腸炎後 IBS が IBS 発症病因として注目されているが，腸管感染症と IBS 発症危険率の増加因子を解析した研究に関するシステマティックレビューから，IBS 発症者では不安，抑うつが有意に強かった[2]．このことは IBS に精神疾患が高率に合併するが，それは精神状態が IBS の発症に深くかかわることの結果でもあることを示唆する．

4. 認知症

　Chen ら[3]の 2000 年から 2011 の台湾の報告では，約 32,000 人の IBS と約 130,000 人のコントロールの比較で，IBS は認知症のリスク因子（ハザード比 1.26，95％CI 1.17〜1.35）であることを報告した．この傾向は 50 歳以上の男女とも明らかであった．認知症は non-Alzheimer's disease（AD）（adjusted ハザード比 1.24，95％CI 1.15〜1.33）でも AD（adjusted ハザード比 1.76，95％CI 1.28〜2.43）でも有意であった．

5. パーキンソン病

　Lai ら[4]は 2000 年から 2010 の台湾の報告では，約 23,000 人の IBS と約 95,000 人のコント

ロールの比較で，IBS はパーキンソン病のリスク因子（adjusted ハザード比 1.48，95％CI 1.27 ～ 1.72）と考えられる．

　これら IBS に並存する合併症が，生命予後や QOL の低下に関係することが推定されることから，IBS に並存する病態を慎重に見極める診療態度が重要である．

文献

1) Whitehead WE, Palsson O, Jones KR. Systematic review of the comorbidity of irritable bowel syndrome with other disorders: what are the causes and implications? Gastroenterology 2002; **122**: 1140-1156（メタ）
2) Thabane M, Kottachchi DT, Marshall JK. Systematic review and meta-analysis: the incidence and prognosis of post-infectious irritable bowel syndrome. Aliment Pharmacol Ther 2007; **26**: 535-544（メタ）
3) Chen CH, Lin CL, Kao CH. Irritable bowel syndrome is associated with an increased risk of dementia: a nationwide population-based study. PLoS One 2016; **11**: e0144589（ケースコントロール）
4) Lai SW, Liao KF, Lin CL, et al. Irritable bowel syndrome correlates with increased risk of Parkinson's disease in Taiwan. Eur J Epidemiol 2014; **29**: 57-62（ケースコントロール）

索 引

利益相反（COI）に関する開示

　日本消化器病学会では，ガイドライン委員会・ガイドライン統括委員と特定企業との経済的な関係につき，下記の項目について，各委員から利益相反状況の申告を得た．

　機能性消化管疾患診療ガイドライン―過敏性腸症候群（IBS）作成・評価委員，作成協力者には診療ガイドライン対象疾患に関連する企業との経済的な関係につき，下記の項目について，各委員，協力者から利益相反状況の申告を得た．

　申告された企業名を下記に示す（対象期間は 2017 年 1 月 1 日から 2019 年 12 月 31 日）．企業名は 2020 年 3 月現在の名称とした．

A．自己申告者自身の申告事項
1．企業や営利を目的とした団体の役員，顧問職の有無と報酬額
2．株の保有と，その株式から得られる利益
3．企業や営利を目的とした団体から特許権使用料として支払われた報酬
4．企業や営利を目的とした団体より，会議の出席（発表，助言など）に対し，研究者を拘束した時間・労力に対して支払われた日当，講演料などの報酬
5．企業や営利を目的とした団体が作成するパンフレットなどの執筆に対して支払った原稿料
6．企業や営利を目的とした団体が提供する研究費
7．企業や営利を目的とした団体が提供する奨学（奨励）寄附金
8．企業等が提供する寄附講座
9．その他の報酬（研究，教育，診療とは直接に関係しない旅行，贈答品など）

B．申告者の配偶者，一親等内の親族，または収入・財産的利益を共有する者の申告事項
1．企業や営利を目的とした団体の役員，顧問職の有無と報酬額
2．株の保有と，その株式から得られる利益
3．企業や営利を目的とした団体から特許権使用料として支払われた報酬

　利益相反の扱いに関しては，日本消化器病学会の「医学系研究の利益相反に関する指針および運用細則」（2019 年 1 月 1 日改訂版）に従った．

　統括委員および作成・評価委員，作成協力者はすべて，診療ガイドラインの内容と作成法について，医療・医学の専門家として科学的・医学的な公正さと透明性を担保しつつ，適正な診断と治療の補助ならびに患者の quality of life の向上を第一義として作業を行った．

　すべての申告事項に該当がない委員については，表末尾に記載した．

1. 統括委員と企業との経済的な関係

役割	氏名	開示項目A			開示項目B
		1 / 4 / 7	2 / 5 / 8	3 / 6 / 9	1 / 2 / 3
統括委員	渡辺 純夫	–	–	–	–
		EA ファーマ, 持田製薬, ヤクルト本社	–	–	–
		–	–	–	–
統括委員	島田 光生	–	–	大鵬薬品工業, ツムラ	–
		アステラス製薬, アッヴィ, EA ファーマ, エーザイ, MSD, 小野薬品工業, コヴィディエンジャパン, CLS ベーリング, ジョンソン・エンド・ジョンソン, 大鵬薬品工業, 武田薬品工業, 中外製薬, 日本イーライリリー, 日本血液製剤機構, ノバルティスファーマ, バイエル薬品, メルクバイオファーマ	–	–	–
		–	–	–	–
統括委員	福田 眞作	–	–	ブリストル・マイヤーズスクイブ	–
		旭化成ファーマ, アッヴィ, EA ファーマ, エーザイ, MSD, 武田薬品工業, ファイザー, 持田製薬	–	–	–

2. 作成・評価委員・作成協力者と企業との経済的な関係

役割	氏名	開示項目A			開示項目B
		1 / 4 / 7	2 / 5 / 8	3 / 6 / 9	1 / 2 / 3
作成委員	福土 審	–	–	–	–
		アステラス製薬, EA ファーマ, マイラン EPD	–	ゼスプリ インターナショナル ジャパン, ツムラ, ビオフェルミン製薬	–
		EA ファーマ	–	–	–
作成委員	奥村 利勝	–	–	–	–
		アステラス製薬, アッヴィ, 北海道厚生農業協同組合連合会	北海道厚生農業協同組合連合会	–	–
		–	–	–	–
作成委員	稲森 正彦	アステラス製薬, 武田薬品工業, マイラン EPD	–	–	–
		–	–	–	–
作成委員	神谷 武	–	–	–	–
		アステラス製薬	–	–	–
		–	–	–	–
作成委員	塩谷 昭子	アステラス製薬, アストラゼネカ, 大塚製薬, 第一三共, 武田薬品工業	–	–	–
		第一三共, 武田薬品工業, 持田製薬	–	–	–

役割	氏名	開示項目A			開示項目B
		1	2	3	1
		4	5	6	2
		7	8	9	3
作成委員	内藤　裕二	−	−	−	−
		アステラス製薬，EA ファーマ，大塚製薬，武田薬品工業，田辺三菱工業，マイラン EPD，ミヤリサン製薬，持田製薬，	−	太陽化学	−
		EA ファーマ	−	−	−
作成委員	藤川　佳子	−	−	−	−
		−	−	−	−
		−	医療法人錦秀会	−	−
作成委員	穂苅　量太	−	−	−	−
		EA ファーマ	−	−	−
		−	−	−	−
評価委員	藤本　一眞	アステラス製薬，アストラゼネカ，EA ファーマ，第一三共，ツムラ	−	−	−
		旭化成メディカル，アステラス製薬，アストラゼネカ，EA ファーマ，武田薬品工業，第一三共	−	−	−
		−	−	−	−
評価委員	鳥居　明	アステラス製薬	−	−	−
		−	−	−	−
		−	−	−	−
作成協力者	富永　和作	アステラス製薬，ツムラ	−	−	−
		−	医療法人錦秀会	−	−

法人表記は省略

下記の委員については申告事項なし．
統括委員：田妻　進，宮島哲也
作成委員：奥山祐右，金澤　素，佐藤　研，正岡建洋
評価委員：金子　宏，松枝　啓
作成協力者：杉原奈央，山根　剛

組織としての利益相反

日本消化器病学会の事業活動における資金提供を受けた企業を記載する（対象期間は 2017 年 1 月 1 日から 2019 年 12 月 31 日）.

1）日本消化器病学会の事業活動に関連して，資金（寄附金等）を提供した企業名

①共催セミナー

旭化成ファーマ，旭化成メディカル，あすか製薬，アステラス製薬，アストラゼネカ，アッヴィ，アルフレッサファーマ，EA ファーマ，エーザイ，MSD，大塚製薬，オリンパス，キッセイ薬品工業，杏林製薬，協和キリン，ギリアド・サイエンシズ，クラシエ製薬，コヴィディエンジャパン，サーモフィッシャーダイアグノスティックス，三和化学研究所，塩野義製薬，シスメックス，JIMRO，積水メディカル，ゼリア新薬工業，セルトリオン・ヘルスケア・ジャパン，第一三共，大日本住友製薬，大鵬薬品工業，武田薬品工業，田辺三菱製薬，中外製薬，ツムラ，東ソー，東レ，日本イーライリリー，日本化薬，日本ジェネリック製薬協会，日本ベーリンガーインゲルハイム，ノーベルファーマ，バイエル薬品，ファイザー，フェリング・ファーマ，ブリストル・マイヤーズ スクイブ，マイラン EPD，ミヤリサン製薬，メディコスヒラタ，持田製薬，ヤンセンファーマ，ロート製薬

②特別賛助会員

旭化成メディカル，アステラス製薬，EA ファーマ，エスアールエル，オリンパス，杏林製薬，協和企画，協和キリン，興和，寿製薬，三和化学研究所，塩野義製薬，ゼリア新薬工業，第一三共，田辺三菱製薬，中外製薬，ツムラ，ニプロ，堀井薬品工業，ミノファーゲン製薬

③一般寄付金

旭化成ファーマ，あすか製薬，アステラス製薬，アストラゼネカ，アルフレッサファーマ，栄研化学，エーザイ，エスエス製薬，MSD，エルメットエーザイ，大塚製薬，大塚製薬工場，小野薬品工業，科研製薬，キッセイ薬品工業，杏林製薬，協和キリン，グラクソ・スミスクライン，クラシエ製薬，興和，寿製薬，佐藤製薬，サノフィ，沢井製薬，参天製薬，三和化学研究所，塩野義製薬，ゼリア新薬工業，セントラルメディカル，第一三共，大正製薬，大日本住友製薬，武田薬品工業，田辺三菱製薬，中外製薬，ツムラ，帝人ファーマ，テルモ，東和薬品，トーアエイヨー，冨木医療器，富山化学工業，鳥居薬品，ニプロファーマ，日本化薬，日本ケミファ，日本新薬，日本製薬，日本臓器製薬，日本ベーリンガーインゲルハイム，ノバルティスファーマ，バイエル薬品，バイオラックスメディカルデバイス，半田，ファイザー，扶桑薬品工業，ブリストル・マイヤーズ スクイブ，丸石製薬，マルホ，ミノファーゲン製薬，Meiji Seika ファルマ，持田製薬，ヤクルト本社，ロート製薬，わかもと製薬

2）ガイドライン策定に関連して，資金を提供した企業名

なし

＊法人表記は省略．企業名は 2020 年 3 月現在の名称とした.
＊上記リストは当学会本部にて資金提供を受けたものであり，支部にて提供を受けたものについては，今後可及的速やかにデータを整備し開示を行うものとする.

機能性消化管疾患診療ガイドライン 2020 — 過敏性腸症候群 (IBS)(改訂第 2 版)

2014 年 4 月 20 日　第 1 版第 1 刷発行	編集　一般財団法人日本消化器病学会
2020 年 6 月 1 日　第 2 版第 1 刷発行	理事長　小池和彦
2022 年 4 月 25 日　第 2 版第 2 刷発行	〒105-0004 東京都港区新橋 2-6-2 新橋アイマークビル 6F

理事長　小池和彦
〒105-0004 東京都港区新橋 2-6-2 新橋アイマークビル 6F
電話　03-6811-2351

発行　株式会社 南江堂
　　　発行者　小立健太
　　　〒113-8410 東京都文京区本郷三丁目 42 番 6 号
　　　電話　(出版)03-3811-7236　(営業)03-3811-7239
　　　ホームページ　https://www.nankodo.co.jp/

印刷・製本　日経印刷株式会社

Evidence-based Clinical Practice Guidelines for Irritable Bowel Syndrome 2020 (2nd Edition)
© The Japanese Society of Gastroenterology, 2020

定価は表紙に表示してあります.
落丁・乱丁の場合はお取り替えいたします.
ご意見・お問い合わせはホームページまでお寄せください.

Printed and Bound in Japan
ISBN978-4-524-22658-0